新装版
こんな眼にあったら

赤星隆幸
監修
三井記念病院眼科部
編

人間と歴史社

新装版・こんな眼にあったら

眼の構造

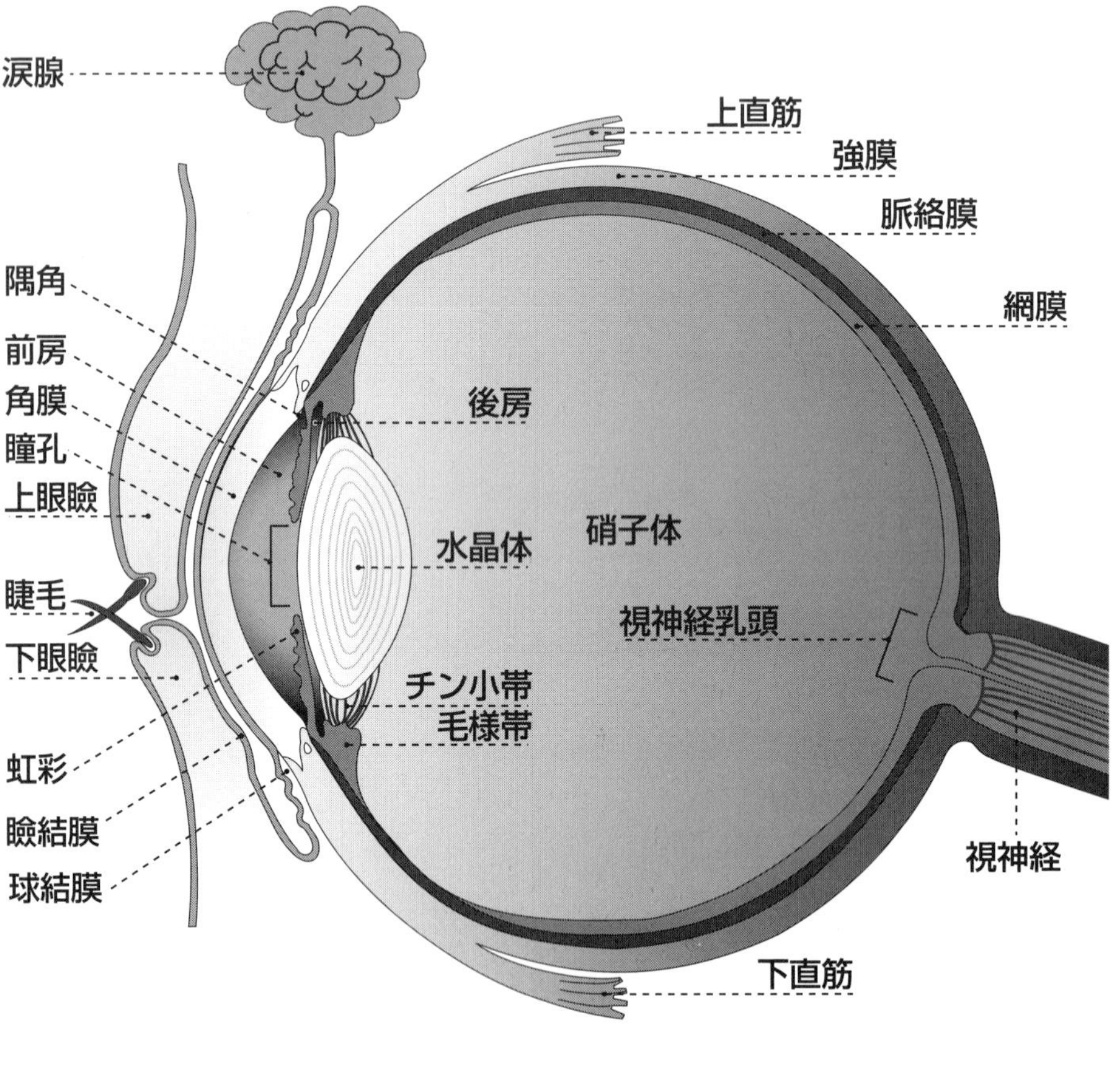

涙腺
上直筋
強膜
脈絡膜
網膜
隅角
前房
角膜
瞳孔
上眼瞼
後房
硝子体
水晶体
睫毛
下眼瞼
視神経乳頭
チン小帯
毛様帯
虹彩
瞼結膜
球結膜
視神経
下直筋

新装版・こんな眼にあったら◆目次

はじめに

現代社会は眼を酷使する環境にあります。ドライアイのＯＬにとって、空調の効いたオフィスでのＶＤＴ作業は辛いものです。そこにコンタクトレンズのトラブルが重なると、事態は更に深刻化します。柔らかいソフトコンタクトの方が眼に良いと思ったら大間違い。

営業マンは外に出れば、大気汚染と花粉症。春先の眼のかゆみとうっとおしさは、目玉を取り出してかきむしりたくなる程です。充血した眼に、充血止めの市販薬を点眼し続けたら、充血は益々ひどくなるばかり。

管理職になると、書類の小さい数字は老眼の眼にとっては辛いものです。たまの日曜、ゴルフに行けば、白内障で打った球が見えません。白内障はまったく見えなくならないと手術できないと思ったら大間違い。昔と違い、不自由を我慢することはありません。

受験戦争の子供達は、塾通いで学校近視。メガネをかけた小学生など、昔はそうは多くなかったように思います。勉強の合間に、ファミコン、テレビゲームと、眼の休まる暇がありません。

成人病もくせ者です。まさか眼にくるとは思わなかったとは、よく聞く台詞です。忙しさのあまり糖尿病を放置して、眼がかすんだ時には眼底出血で失明寸前だったり。緑内障を放置して、いつの間にやら葦の髄《ずい》から天井を覗くような視野になっていたり。ただの飛蚊症だと思っていたら、網膜剥離で片目が失明していた云々。

どうしてもっと早く、眼科に来なかったのですか！　と叫びたくなる患者さんに私達はしばしば遭遇します。

眼球は直径二センチたらずの小さな臓器ですが、人間が眼から得る視覚情報の量は膨大なものです。住み慣れた家の中でも、両眼を覆えば歩き回ることすら儘なりません。たった二つのかけがえのない眼だからこそ、私達はもっと眼を労ることを考えるべきです。

眼のことをより良く知っていただくために、二年前に刊行された本書も、この度、版を重ねることになりました。眼科領域での治療法の進歩はめざましく、この二年の間にも、長足の進歩を遂げました。

本書は、日常遭遇する代表的な眼科疾患をひととおり網羅していますが、眼科治療に関しては最新情報を提供するために、今回大がかりな改訂を行いました。執筆は現在三井記念病院に勤務する七人の眼科専門医が、各自の専門分野を分担しました。

自分の症状で思い当たる節がありましたら、自己診断に終わらずに、是非眼科を受診して、実際に診察をお受けになることをお勧めします。本書が、眼疾患の早期発見と日常の眼のヘルスケアの一助となれば幸いです。

最後に、本書の出版の機会をお与え下さった「人間と歴史社」の佐々木久夫社長と、編集に際し多大な御尽力を下さいました弓削悦子氏に深甚なる謝意を表します。

平成八年十月十日

三井記念病院眼科部長　赤星隆幸

症状から病気を知る

外見上おかしい

症状		病気
まぶたが腫れている	▶	霰粒腫、麦粒腫、結膜炎
まぶたが下がっている	▶	動眼神経マヒ、重症筋無力症
白眼が赤い	▶	流行性・アレルギー性結膜炎、結膜下出血、急性緑内障、虹彩炎
左右の瞳孔の大きさが違う	▶	動眼神経マヒ、アジー症候群

感覚がおかしい

症状		病気
コロコロする イガラっぽい	▶	異物、結膜炎、角膜炎
ショボショボする カサカサする	▶	眼精疲労、角膜乾燥症、結膜炎
かゆい	▶	アレルギー性結膜炎
涙がでる	▶	結膜炎、涙嚢炎、霰粒腫、麦粒腫
目ヤニがでる	▶	結膜炎、涙嚢炎、霰粒腫、麦粒腫
痛くて熱い	▶	角膜炎、結膜炎、異物
眼の奥が痛い	▶	眼精疲労、眼窩神経痛

神経症状がある

めまいがする		▶	回転性めまい、タテのめまい（耳鼻科的なもの、小脳・脳幹・大脳と関係のあるもの）
頭痛がする	激痛	▶	偏頭痛、クモ膜下出血、脳内出血
	眼痛、視力低下を伴う	▶	眼精疲労、急性緑内障、角膜潰瘍
物がダブって見える（複視）		▶	外眼筋マヒ、眼球運動神経マヒ

見え方がおかしい

視野が欠けている	▶	網膜剥離、眼底出血、緑内障 脳梗塞（同名半盲） 脳腫瘍（同名半盲、両耳側半盲）
視力が落ちて、かすんで見える	▶	硝子体出血、中心性網膜炎 白内障、眼底出血
暗い、色が変わって見える ゆがんで見える	▶	中心性網膜炎、黄斑部変性症
ものが二重に見える（両眼で見た場合）	▶	外眼筋マヒ（重症筋無力症など） 眼窩底骨折 眼球運動神経マヒ（動眼神経マヒなど）
中心が薄黒い	▶	中心性網膜炎、黄斑部変性症 黄斑部浮腫
まぶしい	▶	白内障、虹彩炎
黒い点が飛ぶ	▶	後部硝子体剥離 網膜剥離の前徴、飛蚊症

1

さまざまな眼の異常

まぶたの病気

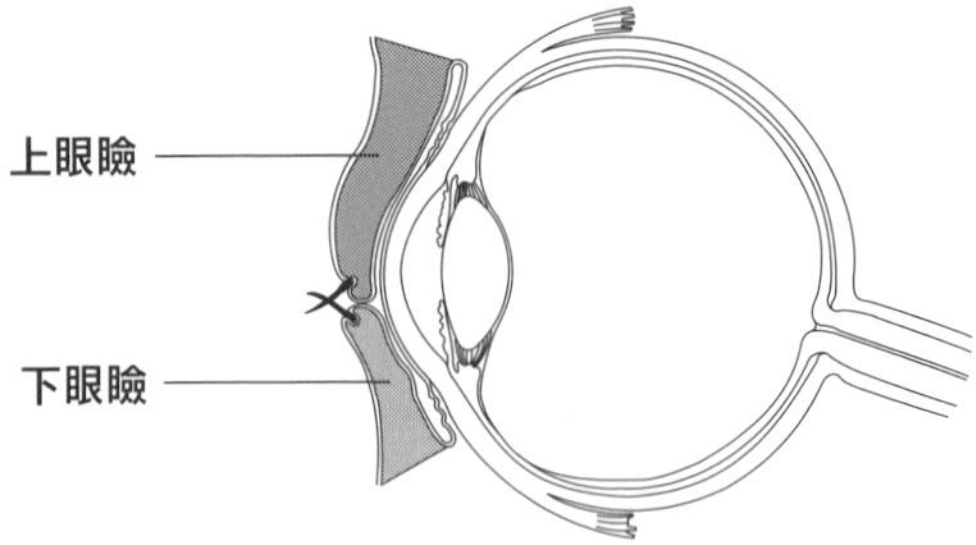

麦粒腫《ばくりゅうしゅ》、霰粒腫《さんりゅうしゅ》（ものもらい）

皆さんの中には、まぶたをひっくり返して、友だちを驚かせたことのある経験をもつ方がいらっしゃると思いますが、私たちは職業柄、かなり頻回に人様のまぶたを診る機会があります。

「泣きはらした眼」という表現がありますが、このまぶたというものは、意外に炎症などには敏感であり、虫さされや打撲でも簡単に腫れてくることがあります。「ものもらい」と称している「霰粒腫」などは、慢性の経過のためはっきりとした原因もないのに、気がついたら腫れていた、という訴えが多いのです。大きくなると、外側からもみえて「眼の上のタンコブ」ということになりますが、小さいものは、化膿しなければ無理に除去する必要はないと思います。急性の炎症が起こった場合には、実はこの「ものもらい」でみえる患者さんが多く、抗生物質の点眼や内服薬を出しますが、時には局所麻酔をして切開が必要となります。

似たような症状を示す病気に「麦粒腫」があげられます。こちらは「霰粒腫」

に比べて経過も急で、一晩くらいで眼が腫れて、眼が開かなくなったというケースも少なくありません。痛みを伴うことも多いのですが、なかには「自然排膿《しぜんはいのう》」といって、ウミがひとりでに出て、腫れも痛みもスーッととれてしまうこともあります。

眼の表面の病気

瞼裂斑《けんれつはん》、翼状片《よくじょうへん》

人は話をするときにはお互い相手の顔、それも瞳をみているものです。ところが、もし相手の白眼にシミや斑点のようなものがついていたら、気になってしかたのないことでしょう。黒眼のすぐ横の白眼が少し盛り上がっているのに気づいてやってくる患者さんがいますが、これは透明な小さなコブのようなもの、といったほうがいいかもしれません。

正確には「瞼裂斑」といって、一種の結膜の変性で、どうやら個人差があるようです。白く盛り上がっているだけなら放置してもかまいませんが、赤く充

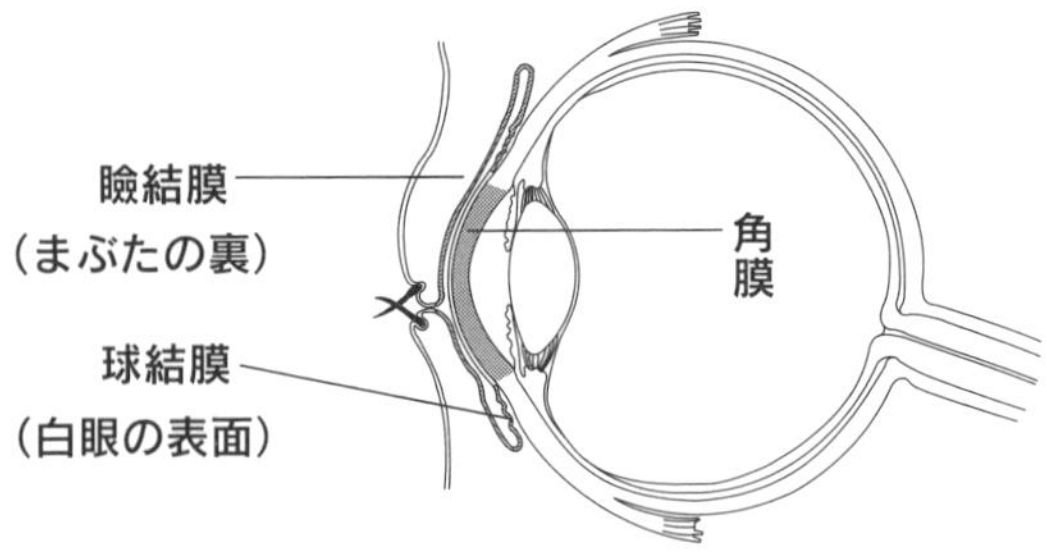

血している場合は、消炎剤の点眼処方をすることもあります。

球結膜から角膜へ向かって、筆先のように先端がとがって、あたかも羽のように角膜の中へ侵入しているようにみえることがありますが、これは「翼状片」とよばれています。

非常にゆっくりと進行してきますが、視力障害あるいは美容上問題のあるときには、切除します。文字どおり眼からウロコがとれたようになります。この「翼状片」も「瞼裂斑」も、できかけのころにはよくみないとわからないこともありますので、ヒゲをそるとき、お化粧をするときには、白眼にもじっくり注意をむけてみてください。

結《けつ》膜《まく》炎《えん》

二日酔いや徹夜マージャンの翌日に、赤く眼をはらしたり、映画やドラマで、不覚にも泣きはらした経験のある方はいると思いますが、覚えがないのに、眼が赤くなり、めやにのために眼が開けにくく、しかもゴロゴロという異物感がでてきたら話は別です。

角膜の病気と異なり、めやにが比較的多いのが「結膜炎」の特徴です。

結膜炎の中にもアレルギー性とかウイルス性とかいろいろあります。いわゆ

【咽頭結膜熱】
プール熱とも呼ばれる。
小児・学童に多い

る「はやり眼」は、ウイルスによって起こる「流行性角結膜炎《りゅうこうせいかくけつまくえん》」です。その名のとおり、人に移りやすいのです。朝起きたら、「めやに」で眼が開かなかったといってくる患者さんで、見るからに眼が真っ赤で腫れぼったくなっていたら、まずこの「流行性角結膜炎《りゅうこうせいかくけつまくえん》」を疑います。診察してみてそれであることが明らかな場合には、ミイラとりがミイラになってはまずいので、患者さんが、なるべく診察器械には触れないようにして、早々にお引き取り願います。また、自分の手はしっかり消毒することにして、患者さんが触れた場所はアルコールで拭いています。

しかし問題は、潜伏期、あるいはごく初期に来院した場合で、気がつかないと手の打ちようもなく、ヘタをすると病院で結膜炎をいただいたと、うれしくない評判が立つことでしょう。

同じように感染性の強いウイルスによる結膜炎には、「咽頭結膜熱《いんとうけつまくねつ》」や「急性出血性結膜炎《きゅうせいしゅっけつせいけつまくえん》」などがあげられます。ことに前者の場合、発熱を伴うことがありますので、注意が必要です。潜伏期はウイルスの種類により異なりますが、早いものでは一〜二日、その他一〜二週間の場合もあります。発症してからも感染力は十分にあり、家族全員にうつったなどということもありうるのです。

いずれにしても、このようなタイプの「結膜炎」はウイルスによるもので、ウイルスだけを殺す治療法というものは現在なく、出た症状を軽減する「対症療法」のみが有効です。そこで通常は、抗生物質、消炎剤、時には角膜の栄養剤などを処方します。長くとも二～三週間前後でほぼ全快しますが、後遺症として角膜の白斑《はくはん》などが残る場合もあります。

患者さんの訴える「白眼の充血」と「めやに」に、私たちは神経質にならざるをえません。なぜなら、不用意に触れたために、知らずに次の患者さんに病気を移してしまうこともあるからです。くどいようですが、ウイルス性結膜炎には極めつきの治療法はなく、予防に頼らざるを得ないのです。ですから、まわりの誰かがかかった時には、できるだけ手指の消毒、タオルや洗面器の区別などに注意すべきでしょう。大人はこの程度ではそうはいきませんが、学童の場合は、校医の判断で休校することもあります。

ひと口に「結膜炎」といっても、実に多くの種類があり、それぞれ回復の経過が異なり、潜伏期もまちまちなのです。

「はやり眼」は同じウイルスの仲間でも、多くの種類があって「アデノウイルス」や「エンテロウイルス」が多いようです。同じウイルスといっても「エイズ」や「肝炎ウイルス」に比べれば全く恐ろしくはないものの、「ハシカ」や「オタフクカゼ」のように一度なったらもうかからない、というわけではありません。しかし、治りがよいのはせめてもの救いです。

比較的短期間に充血があり、めやに、涙、あるいは異物感を伴っていたら、一応結膜炎を疑って先ほどの注意を実行し、眼科を訪れるのが無難なようです。もし本当に「流行性結膜炎」なら、そして医師が良心的なら、けんもほろろに帰されることになるでしょう。冷たいようですが、それがベストなのです。

アレルギー性結膜炎《せいけつまくえん》、トラホーム

最近「花粉症」という言葉をよく聞くようになりました。スギ花粉に対するアレルギーの方が急増しているようです。関東地方では二月から五月にかけ泣かされる方も多いでしょう。花粉は眼や鼻や喉の粘膜にくっついて悪さをします。「アレルギー性結膜炎」の特徴はかゆみ、流涙《りゅうるい》で、めやにはそれほど多くありません。かゆみや炎症を押さえる目薬を差しながら時期が過ぎるのを待つしかないのですが、鼻炎予防にマスクをするように、目にも眼帯をしたいものですが、そうはいきません。

花粉だけではなく、ダニ、ハウスダスト、ペットの毛、またコンタクトレンズでもアレルギー性結膜炎になってしまうことがあります。コンタクトレンズにもいろいろな種類があって、同じハードレンズでも材質が違うと眼に合わないこともありえます。ソフトレンズのほうがアレルギーを起こしやすいようです。

日本ではもう全く見なくなりましたが、昔は「トラホーム」という病原体によって起こる結膜炎で失明してしまうことが少なくありませんでした。失明ま

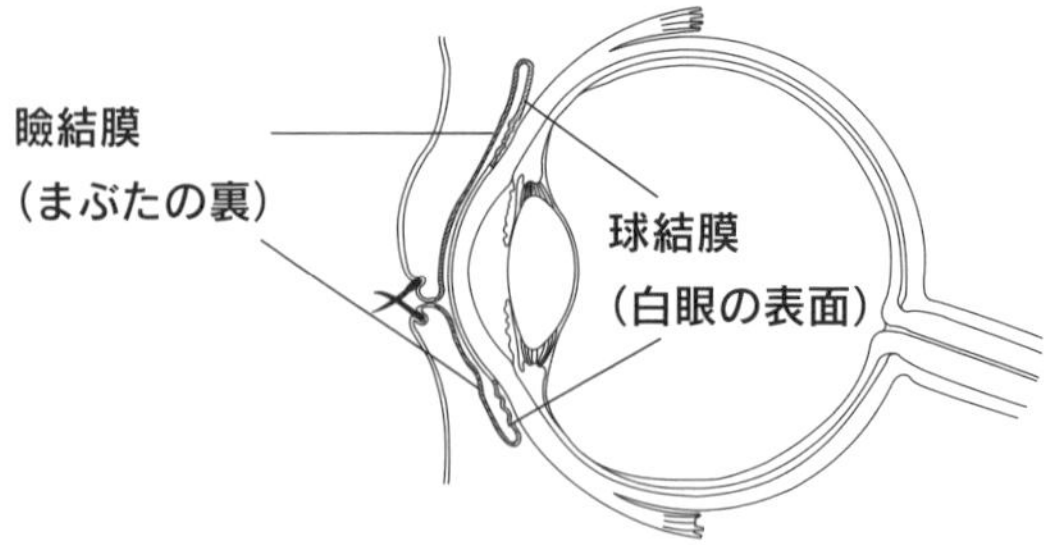

ではいかなくても、まぶたの裏側が堅く瘢痕化《はんこんか》している方には「昔トラホームをやった」という方が多いのです。

結膜下出血《けつまくかしゅっけつ》

痛み、めやになどの自覚症状がないのに、患者さんが心配顔でやってくる病気の中に「結膜下出血」があります。充血とは違い、白眼にべったりと赤くいさましい火炎状の出血、あるいは血液で膨れてしまうほどハデなものが数週間も引かない時もあります。しかし恐らく多少違和感がある程度で痛くも痒くもなく、まわりの人が気づいたなんてことがよくあります。

白眼（球結膜）は、ささいな打撲でも出血しやすいのです。結膜は透明な膜なので、血液の色がそのまま見えてしまうのですが、例えば皮下出血ですと「青あざ」になるのと同じなのです。

結膜下出血の原因は挙げればきりがないほどで、ささいな打撲でも出血しますが、原因が全く思いあたらないこともしばしばです。再発しても程度の軽いものは放置してよいのですが、繰り返すようなら一応の安心料としても、眼科医の診察をうけるべきです。

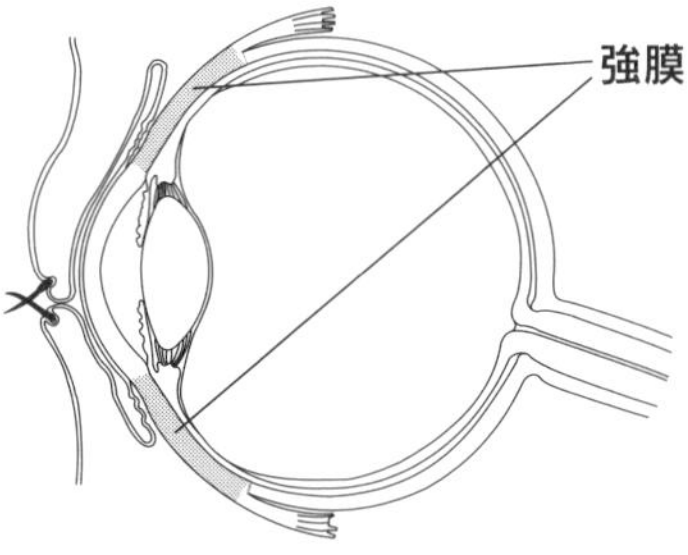

強膜炎《きょうまくえん》

もう一つ、白眼の赤くなる病気に「強膜炎」というものがあります。強膜とは眼球を構成している丈夫な膜で、本来白いのはこの「強膜」であり、「結膜」とは実はこの上にある透明な膜なのです。どちらも毛細血管が豊富なので、充血しても外見上は見分けがつかないのですが、強膜炎はちょっと様子が違います。結膜炎のような、「めやに」はほとんどでません。そしてこれはリウマチなど内科的な病気の一部として現れることもありますが、原因不明なことが多く、慢性化して赤みがいつまでも残ってしまうこともしばしばです。

眼球の病気

眼球突出《がんきゅうとっしゅつ》

「眼球突出」とは、眼球のうしろに腫瘍か、またはそれに類似の余計な組織が生じ、眼球が前方に押されて突出するものです。両眼が突出するもの、片眼だけのものがあり、それらの原因は数十種類もあり、全部に触れられませんので、ここでは代表的なものを挙げるにとどめます。

まず両眼に起こりやすいものの代表は、内分泌性の眼球突出といわれるもので「甲状腺機能亢進」によるものです。みなさんも耳にしたことがある病名だと思いますが、「バセドウ病」または「グレーブス病」と呼ばれます。この病気では眼球のうしろで眼筋が肥大していますが、これだけでは眼球突出の原因とはいえず、突出がなぜ起こるのかまだ判っていません。

片眼性に起こってくるものには、副鼻腔炎《ふくびくうえん》の炎症が眼のうしろにまで及んでいる場合や、眼球のうしろに動脈瘤《どうみゃくりゅう》や静脈瘤《じょうみゃくりゅう》のようなものができている場合、腫瘍ができている場合などが挙げられます。眼科では眼球の内側は直接診ることができても、眼球のうしろは超音波をあてたり、ＣＴを撮らないとわからないことがほとんどです。

眼球突出が起こっているような状態では、眼球を動かす筋肉にも何らかの異常を起こしていて、眼球の動きが制限されて「複視」が生ずることもあります。

【複視】
物がだぶって二重、三重に見えること

角膜（黒眼）の病気

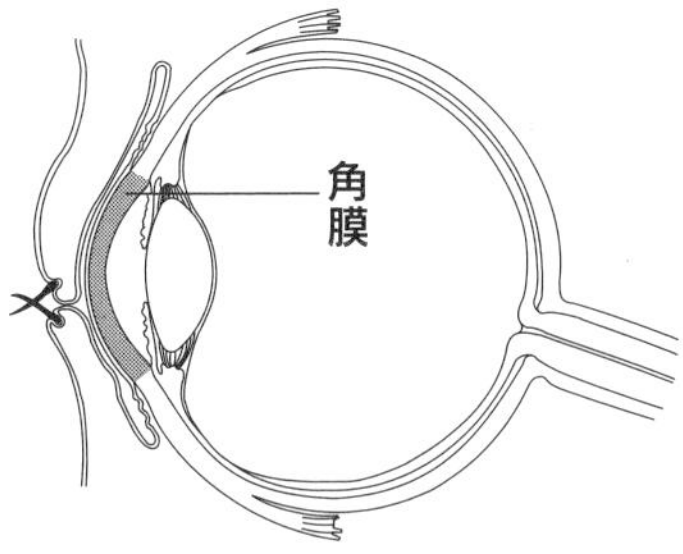

コンタクトレンズによる傷

◆角膜のびらん

欧米人に比べ日本人には近視の人が多いのですが、最近コンタクトレンズにしている人が増えています。一昔前は美容的なものという意識が強かったようですが、コンタクトレンズが改良され、宣伝効果もあって、ずいぶん普及しました。そしてコンタクトレンズによるトラブルで眼科を訪れる患者さんも多くなりました。

病院で夜当直をしていて一度は遭遇するのが、「コンタクトレンズを外した後しばらくしてから目が痛くて開けられない」といって、涙をぽろぽろ流してやってくる患者さんです。このまま失明してしまうのではないかとそれはそれは心配し、救急車で飛び込んできたこともあります。麻酔の点眼薬をさすとそれまでの痛みはウソのように取れて治ったかのように思われますが、麻酔が切れるとまた痛み出します。

【びらん】
表層の組織のただれが散在している状態

【潰瘍】
病巣中央部の組織が深部まで侵され、炎症が及んでいる状態

このような時は黒眼すなわち角膜に「びらん」を生じているのです。コンタクトレンズを長時間使用すると、角膜は水分や酸素が不足し、上皮という部分にダメージを与えます。角膜はとても知覚が過敏なので、ほんのわずかな傷でも転げ回るほど強い痛みを感じます。このような時は角膜の保護剤を出して治るまで我慢してもらいます。しかし幸い治りは早く、一日もあれば痛みはうすれてきます。角膜の上皮が再生してくるのです。

眼は常に涙を分泌して表面を潤していますが、涙の成分にはタンパク質が含まれていてそれがコンタクトレンズにつくとだんだん溜まってきます。洗浄やタンパク除去を怠ると、異物感を感じたりすぐくもって見えにくくなったりしてしまいます。涙と同じ成分の保存液も要注意です。栄養があってカビや雑菌の繁殖しやすい環境なのです。そのまま目に入れると適度な体温も加わって、まさに角膜に巣くってしまいます。潰瘍《かいよう》をつくると治りにくく、透明だった角膜が白く濁ると元に戻らなくなってしまうこともあります。特にソフトコンタクトの場合、痛みをカバーする役目もあるため、かなり進行してから気づいたというのが珍しくなく、この点ではハードレンズのほうが発見が早いといえます。いずれにしても常に清潔に使うように心がけましょう。

◆コンタクトレンズに対するアレルギー

このほか、コンタクトレンズを使い始めて数週間でかゆみを感じて涙っぽくなったり、めやにが増えてきたりしたら、「結膜炎」の項でも触れましたが、「アレルギー性結膜炎」の可能性があります。

一般にアレルギー性結膜炎の患者さんの上まぶたの裏側は、表面がざらざらしていて、よく見ると小さなイボ（乳頭）の突起が見られます。ソフトコンタクトレンズは材質的にアレルギーを起こしやすいことと、サイズが黒眼より一回り大きいので、上まぶたの裏側に触り、症状がひどくなりやすいといえます。

花粉やハウスダストのアレルギーの場合は別ですが、コンタクトそのものに対するアレルギーであるならば、続けて使うわけにはいきません。種類を変えるか、それでも合わなくてコンタクトをあきらめざるをえないという方も、中にはいらっしゃるのです。

◆ドライアイとコンタクトレンズ

その他、コンタクトレンズの装用で問題になるのは、涙の分泌量が少ない場合です。角膜は涙から酸素や栄養分を受けていますので、慢性的な酸素不足は角膜の細胞を減らしたり、「血管侵入」といって白眼から血管が入り込む原因になります。眼が乾きやすいドライアイの方がコンタクトを使うのは好ましくありません。人工涙液を使いながらといっても完全ではないでしょう。

【人工涙液】
人工的に作られた、涙に近い成分、濃度の目薬

◆メガネより有用な場合も

最近使い捨てのディスポーザブル・ソフトコンタクトレンズが発売されるようになりました。一週間連続装用のものや、毎日使い捨てるものも登場しました。従来のレンズと比べて手入れが全くいらないので楽であること、そして手入れ不足によりカビや雑菌が繁殖してトラブルを起こす心配が少ないのが利点です。スポーツをする時や旅行の時など、たまに使うという方に人気があるようです。

現行法では、コンタクトレンズはメガネと違って医療製品ですから、きちんと眼科医の診察を受け、定期検査も忘れないようにしましょう。

いずれにしても、近視や乱視の強い方にとってはメガネより有用な場合がありますので、試してみる価値はあります。なかには「眼からウロコが落ちてきたように見えるようになった」と感激する人もいます。おっくうがらずに眼科を訪ねてみてください。

角膜異物《かくまくいぶつ》

「目の中に入っても痛くない」という言いかたは、愛らしさの表現としてよく使われますが、ささいなものでも、例えば逆さ睫毛《まつげ》が一本眼に触っているだけでも、ごろごろするにちがいありません。かほどに眼は敏感な器官なのです。

一方、眼球内部の異物というのは、車の衝突時にフロントガラスの一部が入ったとか、ハデなところでは、カモ打ちに行った人の銃が暴発して破片が眼球内に入ったとか、過激な内容が多いのです。

「眼内異物」ほど重症ではありませんが、しばしば経験するものに「角膜鉄片異物《かくまくてっぺんいぶつ》」があります。眼は外気に触れていますのでゴミが入りやすいのですが、たいていは涙で洗い流されます。しかし、鉄片は一ミリにも満たない極小さなものが角膜に張り付くと、直後はそれほど痛みを感じなくても数時間後からしみるようになり、眼科を訪れる頃には鉄片のまわりから角膜深部へサビが浸潤していることがあります。異物感があって鉄片に心当たりのある時は、早めに受診したほうがよいでしょう。

そのほか「角膜異物」として注意したいのは、木の枝や植物です。植物の表面が細菌感染の原因となり、重症の「角膜潰瘍《かくまくかいよう》」に陥ることがあります。潰瘍そのものは治っても、角膜の表面に白濁の斑点が大きく残り、元の視力は戻らないこともあります。木や植物には「嫌気性菌《けんきせいきん》」という菌が多く附着していて、普通の抗生剤が効きにくいこともあり、やっかいなしろものです。

【嫌気性菌】
酸素のないところでも発育する菌

水泡性角膜症《すいほうせいかくまくしょう》

私たちの眼の黒い部分は「角膜」とよばれ、球面に近いカーブをもった透明な膜です。人間の角膜は、厚さが約〇・五ミリの透明な組織です。今まで述べたような角膜の傷や潰瘍で一度白く濁ってしまうと、元通りには戻れないのです。透明性が失われるのは、このような外的な原因だけではありません。

正常な角膜には血管はなく、内側にある「内皮細胞」が角膜自身の栄養、代謝をになう重要な役目を果していています。何らかの原因で内皮細胞の機能が障害されると、代謝が悪くなります。こうした状態が長く続くと、やがて厚さがやや厚くなります。最終的には角膜は濁ってきます。「水泡性角膜症」の状態です。

ひどい外傷や先天性の「緑内障《りょくないしょう》」をわずらって、「高眼圧」のために角膜が代謝障害に陥っているケースでは、最悪の場合には水泡性角膜症となり、視力は極端に落ちてしまいます。

角膜《かくまく》ヘルペス

人相学でいういわゆる「三白眼《さんぱくがん》」とは、結膜が露出しているため、角膜の下の部分の結膜が白くみえる状態をいいます。角膜と結膜の面積の割合で人格を判断するわけですから、やはり「眼は心の窓」といえるでしょう。物をぶつけた時に「眼から火がでる」という表現をするくらいですから、角膜の神経の知覚は敏感です。

「帯状疱疹《たいじょうほうしん》」という病名を聞いたことがあると思いますが、以前かかったヘルペスウイルスが神経節の中に潜んでいて、風邪や発熱など、何らかのきっかけで、顔面や背中の神経に沿って発病するものです。顔の片側だけに発疹が出て腫れ、二次的に結膜炎や角膜炎を併発することがあります。

同じヘルペスでも「単純ヘルペス角膜炎」は、「角膜ヘルペス」ともいって、角膜に特徴的な潰瘍《かいよう》を作ります。ウイルスが一度角膜に入り込んでしまうと、角膜を傷つけずにウイルスだけ殺すのは非常に困難なことで、今でこそ抗ウイルス薬がありますが、潰瘍はひどくなると穿孔《せんこう》（穴が空く）して大変なことになるし、治っても白く混濁を残してしまいます。

角膜は血液の通わない組織なので、人間が持っている免疫力には期待できないのです。やっと治ってきても、勝手に薬をやめたりすると再発してしまうこともあります。

角膜が穿孔すると、眼球内にウイルスやばい菌が入り込んで、あっというまに失明してしまうといっても過言ではありません。角膜は非常にデリケートなものなのに、外界とのバリアーの役をもしているのです。

角膜潰瘍《かくまくかいよう》

角膜に重症の潰瘍を形成するものの中に、細菌やカビを原因とする「真菌性潰瘍《しんきんせいかいよう》」があげられます。

通常、角膜には「角膜上皮」という最前部の膜がバリアーの役目をはたしています。ところが、何らかの要因でこのバリアーが破れると、眼は体温とほぼ同じために、細菌やカビが成長するのに格好の栄養培地になります。ですから、早めに治療しないと重症になるのです。

「難治性の角膜潰瘍」は、外傷や感染に対する防御機構が低下している場合、または高齢の方、コントロール不良の糖尿病の方などに多く見られます。一度起きると始末が悪く、眼科医泣かせのやっかいな病気です。

そこで、表面の病巣を培養してどんな菌なのかを検査して、細菌に抵抗できる抗生物質を使います。しかし、こうして選択した抗生剤に抵抗する菌が新たに出てきた場合には、治りにくくなってしまうのです。

新しい抗生物質が次々に開発されている現在でも、こうした「耐性菌」の存在は、本来何でもない菌が重大な害になるという、おかしな現象を起こして、外科や内科では深刻な問題になっています。ですから、手術は成功したにもかかわらず、術後に起きた治りにくい感染症で、命を落とすということがしばしば起きています。

このように「角膜潰瘍」はやっかいな病気ですので、早急かつ十分な治療が要求されます。初めの症状は「流涙《りゅうるい》」、「眼痛《がんつう》」、「充血《じゅうけつ》」などが多いのですが、市販の点眼薬をつけても良くならないといって訪れる患者さんは進行してしまっていることが多く、その後の治療が長くかかってしまいます。

角膜の病気は、結膜の病気ほど多くないのですが、治療が難しく、治っても「混濁《こんだく》」という後遺症を残してしまいます。いつもと違う、様子が変だと思ったら、近くの眼科へ行ってみてください。

角膜移植《かくまくいしょく》について

◆広がりつつある角膜移植

最近、日本でも移植に対する関心が高まっています。社会的にも合意を得て、円滑に移植が行われるために、法律面での整備までもう一歩というところです。

眼科では、かなり以前から「角膜移植手術」が行われており、視力を失った方でも、移植により新しい光を獲得しています。

角膜移植には、混濁が角膜の表層に限局している場合、薄くはがして移植す

【全層角膜手術】
混濁した角膜の中央部を全層にわたって丸く打ち抜き、そこにやはり丸く打ち抜いたアイバンクの角膜を縫いつける方法

【表層角膜手術】
混濁している部分だけを薄く削って、そこにアイバンクの角膜をつぎを当てるように縫う方法。この場合は冷凍保存された保存角膜によっても手術が可能

る方法があります。「表層移植《ひょうそういしょく》」といいます。これに対し、「全層移植《ぜんそういしょく》」は文字どおり全部交換します。

移植の適応を決める時、角膜以外に問題がないかということは重要です。もし生まれつき何らかの病気で、あるいは視力の発達していない時期に角膜が濁っていたとしたら、視覚そのものの能力が完成していませんので、たとえ手術しても視力はあがりません。また、ヘルペスなどで大人になってから濁ったとしても、もし「眼底」に問題があったら、やはり手術しても変わらないということになります。

「円錐角膜《えんすいかくまく》」という、眼の表面が変形して盛り上がるために、視力が落ちていく病気があります。眼鏡やコンタクトレンズを使っても視力矯正ができないと、若いうちに移植手術の適応になります。

角膜は血管の無い組織ですが、拒絶反応は心臓や腎臓と同じように起こります。ただし、一時期をうまく乗りきれば、一生「免疫抑制剤」を飲まなければいけないということはなく、移植の成功率は高いといえます。しかし献体数が少ないために何年も順番を待っている方がたくさんいらっしゃいます。

アイバンク（眼球銀行）をご存知でしょうか。臓器移植は欧米に比べて、日本ではまだまだ立ち遅れた分野ではありますが、その日本でいち早く移植が法律的に認められたのが角膜移植です（「角膜移植に関する法律」昭和三十三年法律第六四号）。

アイバンクというと、眼球をたくさん保存しておいて、視力の不自由な人に

眼球全体を交換移植するような印象を受けますが、残念ながら今日の医学では、眼球全体を移植して見えるようにする技術はありません。眼球の中で移植が可能なのは、角膜だけなのです。

◆拒絶反応との戦い

今日でこそ腎移植、肝移植、骨髄移植、心臓移植とさまざまな臓器の移植が広く行われるようになりました。そして、臓器移植の歴史は、拒絶反応との戦いの歴史でもあったのです。

生体には自分の組織以外の組織を「異物」として認識し、これを排除しようとする防御機能が備わっています。例えば、感染を起こして細菌が体内に進入してくると、いち早く血液中の免疫担当細胞が反応して、抗体をつくり細菌を排除します。そのため、生体は外部からの侵入者に侵されることがないのです。

ところが、生体移植に用いられるのは全て「他人の臓器」です。ですから生体は、自分の体のために移植された臓器を、そうとは知らずに異物として認識し、これを攻撃、破壊してしまいます。これがいわゆる「拒絶反応」で、移植が失敗に終わる最大の原因でした。

しかし近年になって、移植された臓器が、生体の免疫反応で攻撃を受けないように免疫の働きを抑えてしまう「免疫抑制剤」が開発されたのです。この薬

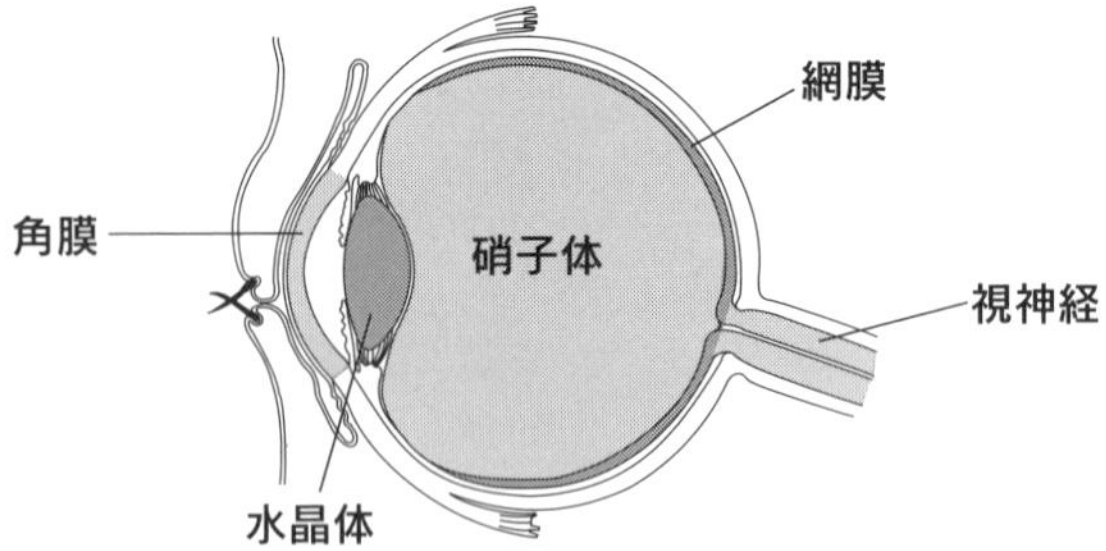

剤の登場により、臓器移植の成功率は飛躍的に向上しました。

他の臓器の移植が困難の道を歩んできたのに比べ、角膜移植は初期から良好な成績をおさめていました。なぜでしょうか？　それは角膜が血管を持っておらず、コラーゲンというタンパク質を主体とする細胞成分の少ない組織だからです。このため免疫反応の攻撃を受けにくく、拒絶反応を起こす頻度がたいへん低かったわけです。

また仮に拒絶反応が起きた場合でも、患者さん自身、視力低下として異常を自覚しますし、また、診察でもいち早く異常を知ることができるために、移植した角膜がひどい障害を受ける前に処置することができます。

近ごろでは、副作用の少ない免疫抑制剤を併用することで、さらに拒絶反応は少なくなり、より良い結果が得られるようになりました。

◆移植手術が可能な眼の病気

では、どのような眼の病気が、角膜移植の対象となるのでしょうか。どんな眼でも移植を受ければ視力を取り戻すことができるのでしょうか。

残念ながらすべての病気が、角膜移植で視力を回復できるわけではありません。

見えなくなっている原因が、ただ一つ、「角膜の混濁」や「形の異常」にある

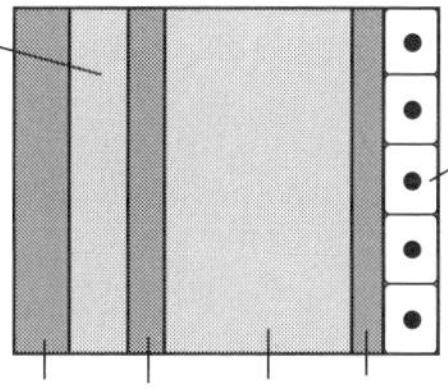

角膜の構造

ことです。つまり、水晶体や、硝子体、網膜、視神経もすべて異常がなく、角膜に異常があるために見えなくなっているケースだけに、角膜移植ができるのです。

例えば、以前、角膜ヘルペスを患ってその後に白斑が残っているとか、ケガのために角膜に濁りがあるとか、また「円錐角膜《えんすいかくまく》」で、角膜の形に異常がある場合などです。

角膜の混濁がひどい場合は、水晶体や眼底の状況が判らないこともあります。このような場合は、超音波を使って眼内に異常がないか調べたり、網膜電図により網膜の電気的な反応をみた上で決めます。また、これらの検査で異常がなくても、角膜の混濁が生まれつきのもので、長い期間視力が悪かったような例では、「弱視」になっている可能性もあり、移植できないこともあります。

日本では眼球の提供が少なく、角膜は非常に貴重なものですから、移植を受ける側の患者さんも、厳選しなくてはなりません。

角膜は細胞成分が少ないとはいえ、角膜の透明性を維持する上で極めて大切な内皮細胞は、生きていないと移植には使えません。ですから、「献眼」の依頼があった場合、どんなに遅くても、死後二十四時間以内には眼球を摘出して専用の保存液の中に移さないといけないのです。また専用の保存液中といっても、そう長い時間は保存がききませんので、移植手術もできるだけ早く行わなくてはなりません。

角膜移植を行っている主要な大学には、アイバンクの当番医がおり、常時ポケットベルを携帯して呼び出しに備えています。そして献眼の連絡が入ると、どんな時間でも、どんなに遠くても眼球摘出に出向きます。同時に当直の病棟医は移植を受けるために、登録して自宅待機している患者さんに連絡を取り、病棟も入院の体制を整え、手術室は緊急手術の準備に取りかかります。提供された二つの眼球は二人の患者さんに移植されますので、病院では常時二床分のベッドを空けて、緊急入院に備えています。

COLUMN1

アイバンク（眼球銀行）

日本では角膜移植を必要とする患者さんの割には、献眼の絶対数が圧倒的に不足しており、多くの患者さんは移植まで、一年〜二年も待たなくてはならないのが現状です。「今日こそは病院から入院の連絡があるのではないか」と、遠出もできずに不自由な視力で、移植の日を待ち望んでいる患者さんが大勢おられます。

心臓などの臓器移植の場合、臓器をほぼ生きた状態で移植しないと移植は成功しません。そのため今日、脳死の問題が大きく取り上げられています。しかし献眼の場合は、幸い提供されてから約一日と十分な時間的余裕があり、摘出に際しても、大がかりな器械や手術室を必要としません。

献眼に対する理解を深めていただくために、眼球が摘出され、角膜が手術を待つ患者さんに移植されるまでの過程を、詳しくお話したいと思います。

◆摘出と献眼登録

献眼をされる方は、遺言を残される場合もありますが、一般的にはあらかじめアイバンクに献眼登録をしています。

登録者が亡くなられた場合、アイバンクを通して大学に連絡が入り、深夜どんなに遅くても、直ちに当直医が登録者のもとへうかがいます。それは病院の

COLUMN1

場合もありますし、ご自宅の場合もあります。お人払いをお願いした上で、眼球の摘出術を行わせていただきます。

使うのは角膜だけなのだから、なにも眼球全部を摘出しなくてもよいのではないかと思われるかも知れませんが、角膜だけを取ってしまうと、角膜の内側にある大切な内皮細胞を、移送の段階で傷めてしまうこと、また残された眼球が虚脱してしまい、形成が難しく、外見上の問題を残してしまうため、眼球全体を摘出しています。

摘出後は、眼窩《がんか》を元通りに形成し、義眼を移植してまぶたを閉じます。仏様の皮膚には一切傷をつけませんので、外から見ただけでは献眼されたこと、また、義眼を入れていることは全くわかりません。失明した方が使う義眼は、ふつうガラス製ですが、献眼の時に移植するのは、火葬のとき後に残らない合成樹脂製の義眼です。

摘出された眼球は専用の滅菌された保存液中に移され、アイスボックスで冷やしながら、移植を待つ患者さんが入院している病院へ直ちに運ばれます。病院ではすでに連絡を受けて入院している二人の患者さんと、その主治医が待機しており、手術室も当直の人員を集めて移植手術の準備を整えています。移植の結果は、角膜が新鮮であればあるほど良好ですので、移植手術はすべての手術に優先して行われます。

瞳孔の病気

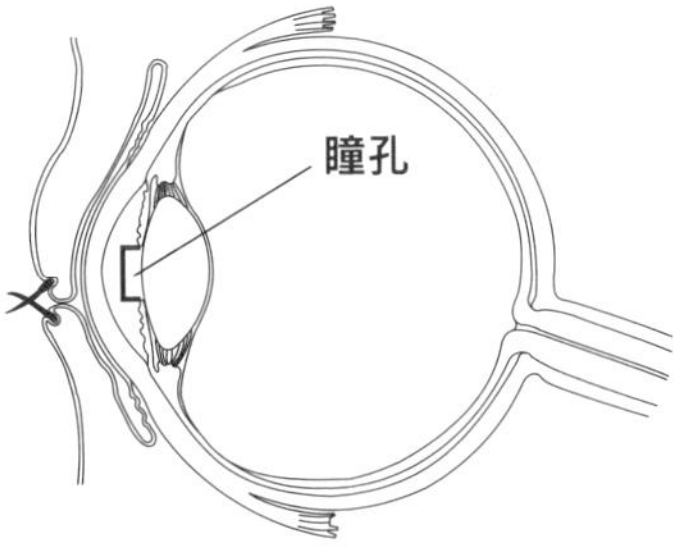

瞳孔緊張症《どうこうきんちょうしょう》、アジー症候群《しょうこうぐん》

黒眼の奥には、瞳《ひとみ》（瞳孔）があります。ここから眼の奥へ光が入ります。光の量が多いときには、まぶしさを減らすために瞳孔が縮みます。これを「対光反射」といいます。

「瞳孔緊張症」は、片眼の対光反射が低下し、瞳の大きさが左右でちがってくる病気です。原因は不明ですが、若い女性に多く、瞳が縮まらないためまぶしさを強く感じるようになります。失なわれた対光反射はもどりませんが、これ以上のことも起こらず、心配する必要はありません。

年数がたつにつれて、広がった瞳孔は少しずつ小さくなり、まぶしさにもなれてくる人がほとんどです。

この病気の人の約半数近くが、ひざとくるぶしの反射（腱反射《けんはんしゃ》）がなくなり、中には、片側のくるぶしの反射だけがなくなるという例もあります。この場合は「アジー症候群」とよばれます。今のところ、瞳孔の「対光反射消失《たいこうはんしゃしょうしつ》」と

「腱反射消失《けんはんしゃしょうしつ》」の関係はわかっていません。

「瞳孔緊張症」は、片側の瞳孔の対光反射消失が特徴ですが、まれに両方の眼にくることがあります。この場合には、瞳孔反応の中枢である脳の一部を、腫瘍が圧迫している可能性もあり、さらに検査を進める必要があります。

硝子体の異常

飛蚊症《ひぶんしょう》（後部硝子体剥離《こうぶしょうしたいはくり》、網膜剥離《もうまくはくり》）

本を読んでいるときや、白い壁や空をみたときに、眼を動かすたびに黒い点がついてまわる症状は、「虫が飛んでいる」ように見えることから、「飛蚊症」とよばれています。また、時には、あわ粒や丸い輪のように見えることもあります。

眼科外来では、「飛蚊症」を自覚して受診する患者さんが、日に五、六人はいます。しかし、その全員が病気かというと、必ずしもそうではありません。治療が必要な人は、月に五、六人いれば多いほうです。ほとんどが病気ではなく、

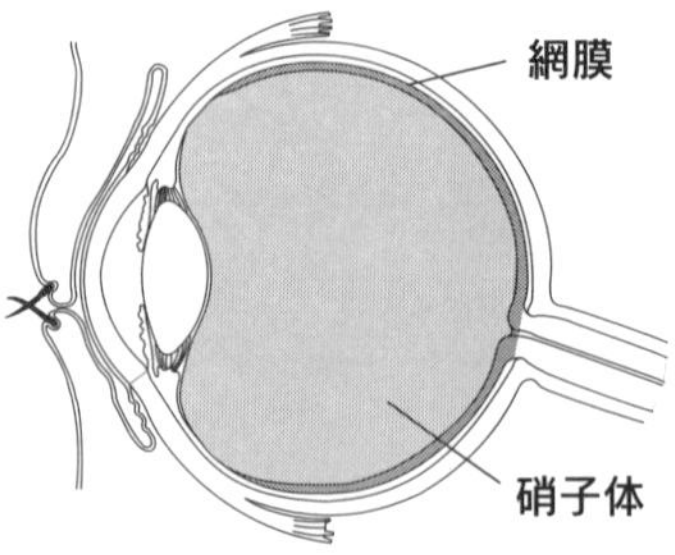

老化による生理的な現象（後部硝子体剥離）である場合が多いのです。

飛蚊症は、瞳のうしろにある、眼球の四分の三をしめる硝子体《しょうしたい》が、いろいろな原因で濁り、その影が映って見えるのです。

この原因には、生まれつきのものや、病気によって生じるものなどがありますが、四十歳代で生じた場合は、硝子体の老化に伴って現われるものがほとんどです。

硝子体は、寒天のように透明でドロッとした組織で、網膜と接しています。寒天の中には、細い繊維が網目状に走っています。しかし、四十、五十歳代になってくると、寒天の一部がとけて収縮しはじめ、中の繊維がより合わさって、濁りの原因をつくるのです。

そして収縮した硝子体は網膜から剥離し、前方へ移動します。これが「後部硝子体剥離」です。とくに近視のある人は、若い年齢でこの現象が起こります。

このように、「後部硝子体剥離による飛蚊症」は生理的現象のひとつですから、治療の必要は全くありません。飛蚊症で来院した人の中には、この黒い点がじゃまだから取ってくれという人もいますが、病気でない眼にメスをいれるわけにはいきません。しかも、黒い点は自然になくなってしまうこともあるのです。

しかし、後部硝子体剥離がおこるとき、硝子体と網膜に強い癒着《ゆちゃく》があると、網膜が裂けて穴があいてしまうことがあります。また、「網膜剥離」や「ぶどう膜炎」、「眼底出血」などの病気になって、はじめて飛蚊症を自覚することもあるので、症状がでたら一度は眼科を受診する必要があります。

特に注意しなくてはならないのは「網膜剥離」です。網膜剥離になった患者さんの話をよく聞いてみると、見えなくなる前に、前触れとして飛蚊症がでていた人が多いのです。この前触れの段階を見逃さず、通院でできる「レーザー光凝固《ひかりぎょうこ》」を用いて、網膜剥離の予防的処置を受ければ、手術はさけられます。

網膜は、ただ穴や裂け目があるだけでは剥《は》がれません。事前に穴や裂け目の周囲にレーザー光線をあて、部分的に小さなヤケドを作ると、網膜は強固に癒着を起こして剥《は》がれにくくなるというわけです。

網膜剥離の前触れや初期の症状には、飛蚊症のほかに、飛蚊症の増強、すなわち、黒い点が極端に数や大きさを増したような場合や、「光視症《こうししょう》」という、ピカッと光る稲妻のようなものが見える場合、また、眼のすみのほうから視野が欠け、見える範囲が狭まる場合などがあり、注意が必要です。これから網膜剥離にならないとは限らないので、この三つの症状が出てきたら、必ずもう一度、眼底検査を受けるようにしてください。

網膜・脈絡膜・虹彩の病気

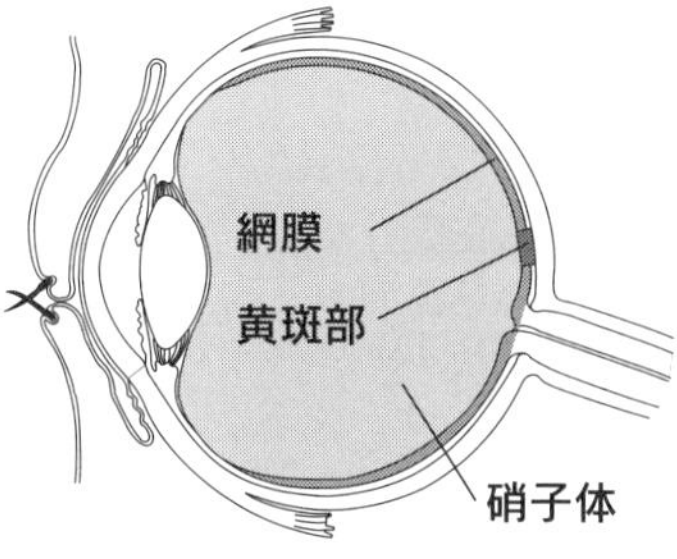

網膜剥離《もうまくはくり》

「網膜剥離」にはいくつかの原因がありますが、ここでは網膜に穴があき、そこから網膜の下に水（液化した硝子体液）が入りこんで起こる網膜剥離について述べます。

年齢は二十歳代と五十歳代にピークがあります。二十歳代では、網膜の変性部に丸い穴があき、そこから生じる網膜剥離が多いのです。近視の人に多く、比較的進行はゆっくりです。

四十から五十歳代では、前述したように、老化現象である後部硝子体剥離《こうぶしょうしたいはくり》がおこる時に網膜が裂けて穴があき、そこから生じる網膜剥離が多いのです。進行がはやく、急に視力が低下することもしばしばあります。

そのほか、黄斑部《おうはんぶ》に穴があき、そこから生じる網膜剥離があります。これは、近視の強い高齢の女性に多くみられます。

また、眼をぶつけた人や、アトピー性皮膚炎の人は、網膜の最周辺部に穴があき、網膜剥離になることがあり，注意が必要です。

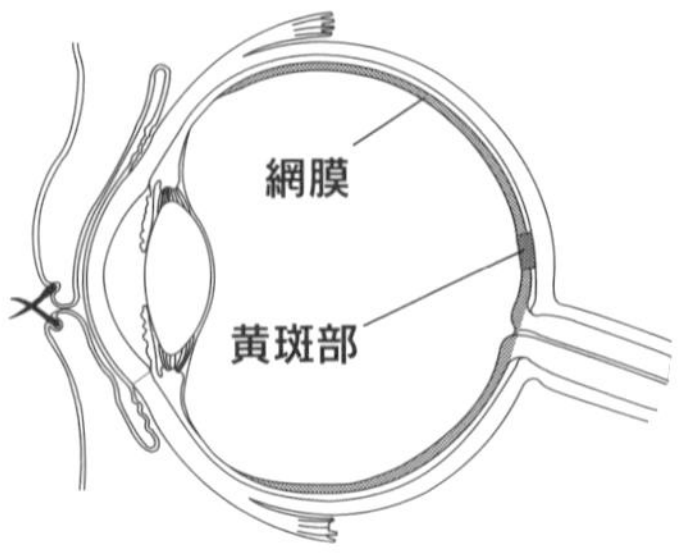

失明をさけるためには、原則的に手術が必要となります。手術は通常、冷凍凝固法や、電流による凝固法を用いて穴をふさぎ、さらに穴のあいている場所に、眼の外側からシリコンやスポンジの材料でできた棒状のバックルをあてて、眼を内側へ陥没させるようにして穴を外側からふさぎます。

また眼球内にガスを入れ、気泡で穴をふさいだりする方法や、眼球の中から行う「硝子体手術《しょうしたいしゅじゅつ》」という方法もあります。

いずれの手術後も、安静が大切になります。

網膜中心静脈分枝閉塞症《もうまくちゅうしんじょうみゃくぶんしへいそくしょう》

「網膜中心静脈分枝閉塞症」はいわゆる「眼底出血」のひとつで、四十歳代以降の血圧の高い人に多くみられます。動脈硬化により、静脈の内腔が血栓《けっせん》で閉塞するために網膜内に出血をおこすのです。出血した部分の網膜は、機能が低下し、漏れてきた血液成分のため厚さがかさみ、むくみます。

むくみは皮膚の出血と違って、すぐにはひいてくれません。むしろ、出血が網膜の中心である黄斑部《おうはんぶ》にかかると（実際かかってくることが多いのですが）、視力が〇・一位に低下することもざらです。

一般的には眼底出血が一部に限られるタイプが多いのですが、なかには根元の血管が詰まって、眼底全体に出血が起こることもあります。この場合は、視力の低下がさらにひどく、早期から治療しても視力が元にもどらないこともあります。

また、出血時には視力が保たれていても、いったん血管がつまると、新生血管ができやすく、この新生血管がまた新しい出血の源になるという悪循環を繰り返します。

そして、ついには合併症の「硝子体出血《しょうしたいしゅっけつ》」や「緑内障《りょくないしょう》」が起きてしまいます。

血液の流れないところを自然に治癒させるために、新しい血管が生えてくる。しかし、この血管はもろく破綻《はたん》しやすいので新しい出血を招く。自然の摂理が、ここでは裏目にでているのです。

治療には止血剤、血栓溶解剤や抗炎症剤が用いられています。また、出血の早期吸収、循環の改善、さらに硝子体出血、緑内障などの合併症を予防するには、「レーザー光凝固《ひかりぎょうこ》」が有効な方法です。また、日頃から体内を幾重にもめぐっている血管を、大事にすることが大切なのは、いうまでもありません。

中心性網脈絡膜症《ちゅうしんせいもうみゃくらくまくしょう》

黄斑部がむくむ病気で、「中心性網脈絡膜炎」ともよばれますが、最近、病因

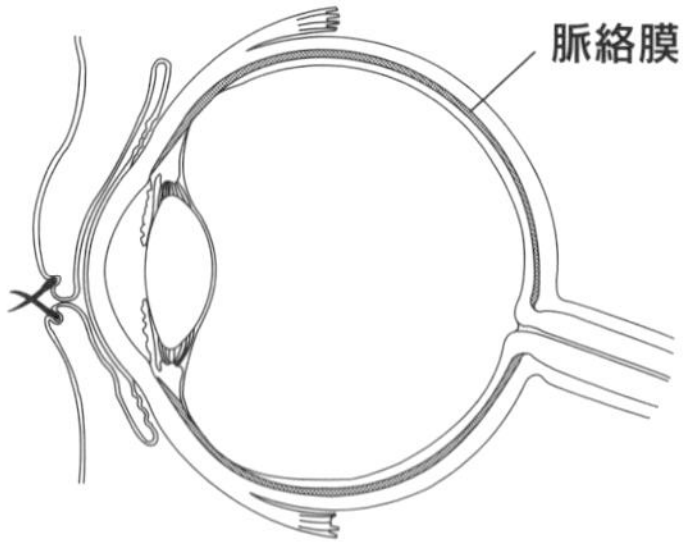

は炎症でないことがわかりましたのでこの名前でよばれることが多いようです。

この病気は、精神的ストレスが関係しているともいわれ、「十二指腸潰瘍」と同じ働き盛りの四十代前後の方に比較的多いことが知られています。

患者さんは視力低下や、中心のゆがみ、うすぐらい暗点、色合いの差などを感じます。

検査の方法には「蛍光眼底撮影《けいこうがんていさつえい》」という、色素を腕に静脈注射して、眼の中の血管を造影する方法があります。この方法で、むくみの原因となっている網膜のうしろの脈絡膜からの色素の漏洩《ろうえい》がひと目で分かります。

この検査は、眼底の病気の診断や治療法の決定に大変有用であり、「糖尿病網膜症《とうにょうびょうもうまくしょう》」や「ぶどう膜炎」、前述した「網膜中心静脈閉塞症」などに、幅広く用いられています。

中心性網脈絡膜症は自然治癒することも多いのですが、一年近く経過が遷延《せんえん》したり、再発を繰り返すこともあります。治療は、薬物治療とレーザー治療が用いられています。

薬物療法はむくみをひかせる薬や、網膜の機能を回復させるため血管拡張薬やビタミン剤を内服します。むくみの原因となる水の漏れだしている場所が真中からはなれている場合は、レーザー光線でその場所を焼くことができます。しかし、洩れている場所が真中にある場合には、照射するとかえって黄斑部が焼かれて危険なため、薬物治療のみを行います。

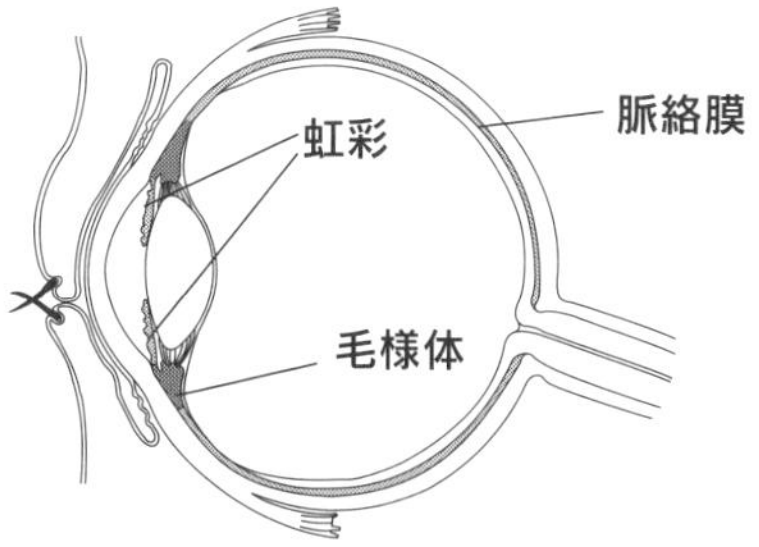

老人性《ろうじんせい》黄斑《おうはん》変性症《へんせいしょう》

中心性網脈絡膜症《ちゅうしんせいもうみゃくらくまくしょう》と同じ「黄斑部」の病気ですが、中心性網脈絡膜症が視力低下が軽いことが多く比較的治りやすい病気であるのに対し、高齢者の主要な失明原因のひとつであるやっかいな病気で、脈絡膜からの新生血管を伴うタイプと、伴わないタイプがあります。

診断には蛍光眼底撮影《けいこうがんていさつえい》が必須です。また最近はインドシアニングリーンという蛍光色素を用いた眼底造影検査《がんていぞうえいけんさ》が行われ、診断や治療に効果をあげています。

治療は、新生血管に対するレーザー治療と、薬物治療が行われています。

ぶどう膜炎

虹彩《こうさい》、毛様体《もうようたい》、脈絡膜《みゃくらくまく》の炎症を「ぶどう膜炎」とよびます。

ぶどう膜炎は、多種多様の原因でおこり、また様々な検査を行っても原因がわからないものが約半数をしめます。

日本では「ベーチェット病」、「サルコイドーシス」、「原田氏病」が三大ぶどう膜炎としてあげられ、次に細菌、ウイルス、真菌、寄生虫などによる「感染性ぶどう膜炎」が続きます。そのほかに糖尿病やリウマチ、悪性腫瘍に伴うものなどがあります。

ぶどう膜炎の原因をつきとめるためには、眼だけでなく身体全体の様々な検査が必要なのです。

治療は、診断がついた後に、その病因に適した治療をおこなうのが理想ですが、実際には診断名のつかないことも多く、炎症をおさえるための対症療法にならざるをえないことも多いのです。一般的な治療には、炎症をおさえる目的で、ステロイド薬の点眼、局所注射、内服が用いられます。

そのほか、炎症で虹彩が水晶体に癒着することが多いので、癒着防止のため散瞳薬《さんどうやく》を使います。また、いずれのぶどう膜炎も、白内障や緑内障を合併してくることがしばしばあり、それに対しても治療が必要になってきます。

サルコイドーシス

身体の様々な部分に症状がみられる病気ですが、六〇パーセント以上に眼の症状が出現するといわれています。また、眼の症状のみでほかの部位に異常がみられないこともあります。

若い男性と中年の女性に比較的多く、ぶどう膜炎のほか、肺のレントゲン異常、呼吸器症状や皮膚症状などがみられます。それらの症状のほか、血液検査やツベルクリン反応も診断の助けになります。

治療はステロイド点眼と散瞳薬の点眼が主体となりますが、炎症が黄斑部に及び、視力低下をきたしたときは内服も用います。

ベーチェット病

この病名はトルコ人の名前ですが、日本人にも多い病気です。世界的にはトルコ、中央アジアをへて日本にいたる帯状の地方に多く見られ、人種間の違いがみられる病気です。

男性には重症例が多く、典型的な症状（完全型）は、再発性の虹彩炎、口内炎、皮膚症状、陰部潰瘍《いんぶかいよう》を起こします。この病気は血管炎が起こり、難治性の虹彩炎、網脈絡膜炎《もうみゃくらくまくえん》、それに引き続く緑内障などの症状が進行します。すべてがそうではありませんが、最悪の場合、視神経や網膜が萎縮《いしゅく》し、失明ということもあります。治療には、免疫抑制剤などの内服が行われています。

現在、この病気にかかりやすい人の背景や、新しい治療薬についての研究がすすんでおり、注目されています。

原田氏病《はらだしびょう》

これは、自分自身の細胞が自分自身のリンパ球の標的にされる自己免疫病で、自分のメラニン色素がターゲットとなっておこります。

典型的な人では、まず風邪のような症状や耳鳴り、難聴などがおこり、その数日後、両眼が急に見えづらくなります。回復期には、毛髪や眉毛が白くなり、眼底の網膜はその色素が抜けて夕焼けのようになります。

治療はステロイド薬を発病初期に大量に使い、徐々に減らしていく治療法が一般的です。

その他

重症筋無力症《じゅうしょうきんむりょくしょう》

一個の眼球には、眼球の向きを変える筋肉が六本ついています。左右で計一二本の筋肉が脳からの指令によって、釣り合いよく働いているのですが、これは誠に微妙なバランスであり、この微妙なバランスがくずれると、物が二重に見えるようになります。「重症筋無力症」では、眼を動かす筋肉に、脳からの命令を伝えるために必要なタンパクが減少するため、物が二重に見えるようになります。血液中には、このタンパクを破壊する特別な抗体が見つかります。治療は、この抗体の産生に対処する薬剤と、筋肉の収縮を強める薬剤とを使います。

眼の症状だけで済んでしまうタイプのほかに、徐々に全身の筋肉に力が入らなくなり、放置すると呼吸がとまってしまう全身型タイプもあります。後者のタイプでも、「まぶたの垂れ下がり」や「複視」から始まることが多いので、このような症状が出たら放っておかずに、早く眼科を受診することが望ましいのです。

眼性偏頭痛《がんせいへんずつう》

「頭が痛い」という言葉は、日常よく耳にします。くだらないだじゃれを聞かされたとき、前の晩にワインを一人で一本いってしまった日の朝、なかなか嫁にいかない娘のことを考えたとき、風邪をひいたとき、本当にいろいろな場面で、人は頭が痛くなるものです。

でも頭が痛くなる前に、きらきらと目の前が光ったりしたら要注意です。これは閃輝暗点《せんきあんてん》といい、視野の一部にチラチラとした閃光を伴う見えない部分が現れ、次第に周囲に広がっていきます。この症状に続いて吐き気がしたりしたら、それは「眼性偏頭痛」かもしれません。典型的な偏頭痛は、そのような前ぶれがあり、これが終わるとズキンズキンとした拍動性の痛みが、こめかみを中心に右か左に起こり、五、六時間続きます。

ただしこのような典型的なタイプは偏頭痛の二割くらいです。負けず嫌いで几帳面な努力家タイプの若い女性に多いとされています。ドキッとされた方も多いのではないでしょうか？

視力をつかさどる脳の血管の一部が細くなって、血液がいきにくくなると前ぶれの症状がおこり、その反動として血管が拡張して、頭痛が起こるのです。

治療としては、脳に異常があるかどうか検査し、異常がないときには、血管収縮剤や精神安定剤を内服します。

眼窩底骨折《がんかていこっせつ》

眼窩《がんか》とは眼球の入っている骨の部屋ですが、その床に当たる部分の骨はとて

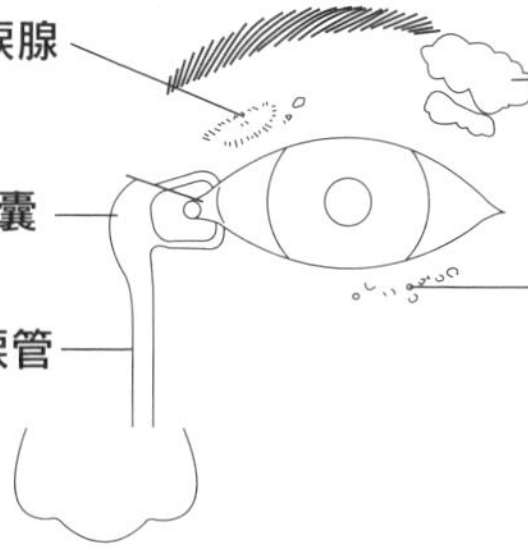

も薄くて、ちょっとしたことで底抜けしてしまいます。幼稚園の子の投げた野球ボールがあたった（ゴルフボールは小さいので、この原因にはなりにくいようです。もっと大変なことになることが多いので注意）、友だちの肩があたった、かよわい彼女の握り拳で目を殴られた、などという軽いけがでも、この骨は折れてしまうことがあるのです。

この部分の骨折があると、眼球を動かす筋肉やそのまわりの組織が骨折の穴に落ち込んでしまいます。そうすると、上を見るときに下の方で引っかかって動かないことになり、見ようとする一つのものが二つに見えてしまいます。

治療は、軽症の場合は、炎症を押さえる薬を二〜三週間内服して経過をみます。それで治らないときや、重症の場合は手術をします。

程度の軽いときは、のみ薬で様子を見て、それでもなかなか治らないときや、程度の重いときは、手術します。

涙嚢炎《るいのうえん》

悲しくもないのに、涙があふれ、どろっとした目やにが出てきたら、それは「涙嚢炎」が考えられます。うそ泣きができてラッキーと考えるのは甘い！　なかなか治らずやっかいな病気です。

目から鼻にいく涙の通り道のどこかがつまり、涙嚢といわれる部屋に涙がたまってしまいます。ここまでなら涙の出口がつまったわけですから、うそ泣きも可能ですが、たまった涙にバイ菌が繁殖して膿となります。すると涙が出るばかりでなく膿も出てきて、さらに目の鼻側の涙嚢の部分を指で押すと、涙の出口から膿が目のほうに逆流してきます。こうなっては、かわいいだけじゃすまされません。治療が必要です。

涙嚢を抗生物質で洗ったり、細い棒を涙の出口からいれ、つまってるところを強制的に広げたりしますが、これで治ることは少なく、ふつうは手術します。

眼窩神経痛《がんかしんけいつう》

「なんとなく目が痛い」と言って外来にくる方はよくいらしゃいます。そういう方のなかで視力検査、眼底検査、頭のレントゲン写真（ＣＴ）などあらゆる検査をして、なにも異常がなければ「眼窩神経痛」ということになります。

なんとなく目が痛いという原因の多くは、眼鏡があっていない、老眼の始まりなどという場合が多いのですが、緑内障の発作や、目の奥の「できもの」など、放っておくと大変なことになる場合もあるので、軽く考えてはいけません。「神経痛ですよ」といわれれば安心ですから、一度眼科を受診してみてはどうでしょうか。目の神経痛には、鎮痛剤が良く効きます。

眼のガン

眼瞼腫瘍《がんけんしゅよう》

年齢別の死亡順位の中でトップに立つこともあるガンは、残念ながら、人類が未だに克服することのできない病気の一つです。眼科の領域にも、成人のガンがあります。

まぶたの縁にあたかも「ものもらい」のようなできものができ、痛くもかゆくもないので放っておいたけれども、いっこうに小さくならないので切除を希望してやってきた二十代の男性がいました。

下まぶたの一部に、米粒くらいに盛り上がったしこりがありました。それを切除し、取った組織を病理標本にして調べたところ、なんと悪性の腫瘍でした。

年齢から考えて、ふつうは起こりにくいはずですが、病理所見で悪性となったら話が違ってきます。残りの病巣《びょうそう》の部分を取り残すことがないように、健全な部分を含めて大きめに切り取る必要がありました。現在の形成外科の技術では、まぶたの三分の一位の大きさの切除なら、機能を温存して手術することができます。

悪性《あくせい》リンパ腫《しゅ》

悪性リンパ腫は、頸部《けいぶ》、腋の下をはじめ体内のリンパ節に主として原発する悪性腫瘍ですが、リンパ節のない眼窩《がんか》にもかなりの頻度で発生します。眼のうしろ側にある脂肪組織や、視神経そのものにガン細胞が侵潤《しんじゅん》してくると、眼球が突出したり、視神経が障害をうけると視野が欠け、真中が見えなかったり、周辺が欠けたりして、ひどい場合には失明もまぬがれません。

しかし、リンパ腫には放射線に感受性があるものがあって、治療後に視力がウソのように軽快することもあります。

転移性《てんいせい》ガン

ごく稀なことですが、消化器のガンが眼の一部に転移したケースがありました。

六十歳の商事会社の重役Hさんは、つい二カ月前に食道ガンの大手術を克服し、なんとかオカユまで食べられるようになったばかりです。

ところがある日、病棟のベッドの上で経済新聞を読んでいて、右眼の視力低下に気がつきました。眼の前に黒いススのようなゴミが見え、老眼鏡をずらしてもやはり同じように見えるのです。

眼底検査で、下方の網膜が白濁して「剥離《はくり》」を起こしていました。しかし、網膜に裂け目や孔（あな）は見あたらず、「剥離」ではあまり起きない眼の炎症である「虹彩炎《こうさいえん》」も認められます。

その後の諸検査の結果、「転移性の眼窩腫瘍《がんかしゅよう》」と診断されました。消化器の悪性腫瘍では、食道ガンが眼に転移することは比較的少なく、肺、乳房、甲状腺ガンなどからの転移例が多いようです。

Hさんには事情をよく説明し、やむをえず眼球摘出《がんきゅうてきしゅつ》をおこないました。病理組織標本では食道ガンと同じ細胞が認められ、ガンは眼球のちょうどうしろ側、神経のあたりにしっかり根をはやしているのが判明しました。

眼科領域のガンは、消化器に比較して少数であるため、このように目のあたりにみる機会は少ないのです。けれど、もとの食道のほうはうまくいっていただけに、本当に惜しいと思われました。

「ガンなんて白内障と同じで簡単になおりますよ」と、安心して話ができる

【剥離】

はがれること。網膜剥離、角膜上皮剥離などがある

日がくることを、心から願ってやみません。

2 白内障（白そこひ）

「白内障」とは

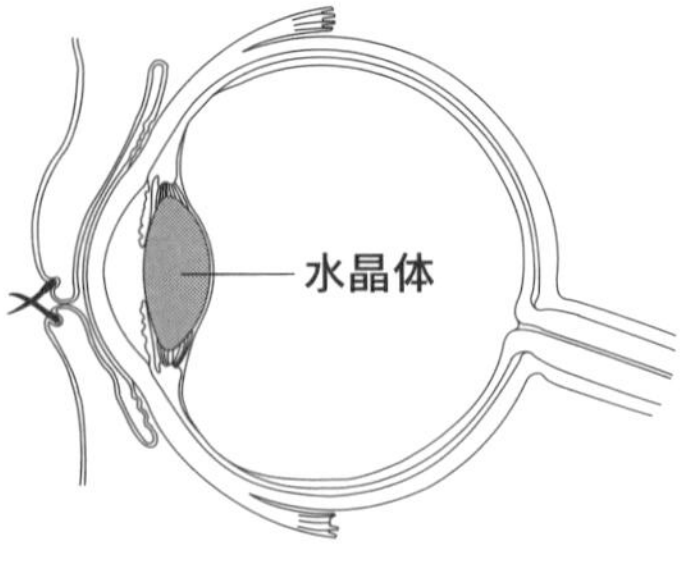

人口の高齢化に伴い、「白内障」の患者は増加の一路をたどっています。その一方で、白内障手術はこの数年で想像を絶する飛躍を遂げました。

そこでこの章では、白内障の術前、術中、術後のケアまで含めて、白内障のすべてについて詳しくお話ししたいと思います。

お年寄りの視力低下で、メガネをかけても視力が改善しない場合は、白内障になっている可能性があります。白内障は俗に「白そこひ」と呼ばれているもので、進行した白内障では、瞳の真ん中が白く見えるので、こう名付けられました。

白内障の自覚症状

白内障では「視力低下」が第一の自覚症状ですが、初期の白内障では視力検査での測定視力は落ちないものの、さまざまな自覚症状が現れます。

たとえば、家の中ではそうでもないのに、屋外に出ると見づらくなったり、日の光がとてもまぶしく感じられるようになり、太陽を背にこちらに向かって歩いて来る人の顔がわからないことがあります。車の運転をする人では、夜間に対向車のライトが非常にまぶしく感じられたり、雨の日の夜間の運転に困難を感じます。

あるいは月を見ると、片眼でも月がいくつにもだぶって見える等々の症状が現れます。

また近方の視力に障害をきたすと、別に活字が見えないわけではないのに、新聞を読むのがつい億劫《おっくう》になったり、眼が疲れて長時間の読書が続けられなくなることもあります。

眼科を受診すると、視力検査を行いますが、こうした初期の白内障では、視力検査による視力はあまり低下していないことがあります。視力検査をすると一・〇も見えているのに、どうも見づらくて仕方がないと訴える方がおられます。

こうした方の眼を散瞳《さんどう》してよく調べてみると、水晶体全体がうっすらと濁っていることがあります。この混濁で光が乱反射するために、一応見えることは見えていてもすっきり見えないというわけです。

これを「グレア難視」と呼びます。

今までは視力というと、五メートルの距離で測る視力測定法しかありませんでした。しかし、従来の方法で測定した視力は、必ずしも実生活の有効視力を反映しないということで、最近ではさまざまな光の条件下に視力測定を行う「グレアテスター」、「コントラスト感度測定器」など、新たな検査機器が開発されています。

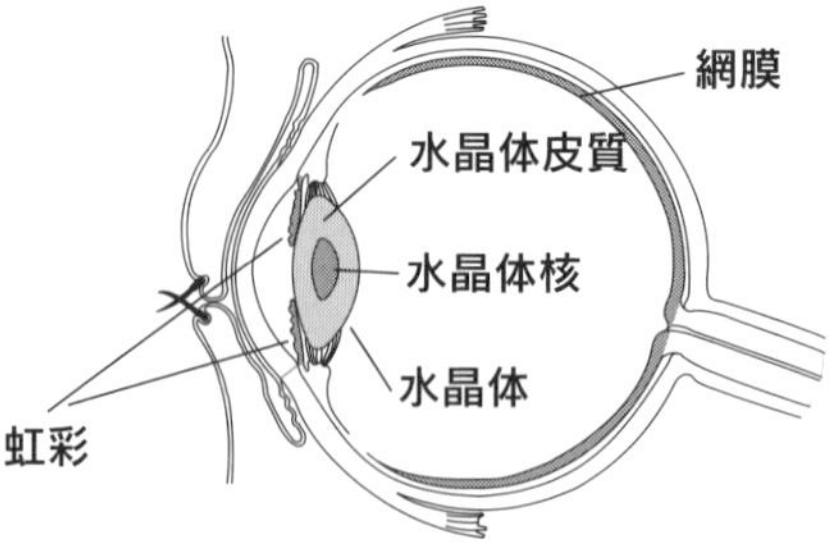

これらのデータは白内障手術を行う上での、重要な判断の材料となります。

白内障は眼のどこが悪いのか

人間の眼は、よく「カメラ」にたとえられます。光を集めるレンズ、入ってくる光の量を調節する「虹彩《こうさい》」という絞りもありますし、フィルムにあたる「網膜」はカラーフィルムです。この動体追従型フルオートフォーカス、全自動露出の超高感度小型カメラにまさるカメラは、世界中どこを探してもないでしょう。

しかし、どんな優秀な機械でも、古くなると故障するように、眼も長年使っていると不調をきたすようになります。機械が故障する時、機械全体が一度に故障するのではなく、その部品のどこかがおかしくなるのが普通です。

眼球というカメラの場合も同じで、古くなると不都合を起こす部品が出てきます。眼球の場合は、カメラのレンズにあたる水晶体が比較的早い内に寿命になるようです。元来水晶のように透明であるはずの水晶体が濁ってきれいに光を通さなくなった状態が「白内障」というわけです。

それではここで、水晶体の構造についてご説明しましょう。

人間の水晶体は直径約九ミリ、厚さ約四ミリ程度の透明なレンズで、「嚢」というセロファンのように薄い透明な膜に包まれています。嚢の前の部分は

「前嚢《ぜんのう》」、後ろの部分は「後嚢《こうのう》」と呼んで区別しますが、この嚢の中に「クリスタリン」という透明なタンパク質が詰まっています。

若い頃は、水晶体はある程度の弾力性をもって、毛様筋《もうようきん》の働きにより、自由自在に厚さを変えますが、歳とともに水晶体は中央部から硬くなり、濁りを生じてきます。中央の硬い部分は核、その周囲のやわらかい部分は「皮質」と呼ばれ、「核」は歳とともに次第に大きく硬くなってきます。

こうした水晶体の加齢に伴う変化は、後にお話しする白内障の手術術式を決める上で重要な問題となります。

白内障の種類

ひと口に水晶体の混濁といっても、混濁の場所によって症状の出方はずいぶんと違ってきます。ここでは、いくつかの代表的な白内障のパターンをご紹介しましょう。

【複視】
物がだぶって見える状態。左右の目の向きが違って生ずる「両眼性の複視」と、片目をつぶってもだぶって見える「片眼性の複視」がある

皮質白内障《ひしつはくないしょう》

水晶体の「皮質」の部分が混濁してくる白内障を「皮質白内障」と呼びます。六十歳以上のお年の方を片端から散瞳して調べれば、おそらく八割以上の人にこの白内障が観察されるでしょう。しかし、白内障があるということと、それによって何らかの症状があること、また治療を要するということとはまったく別問題なのです。なぜでしょうか？

それは水晶体は直径九ミリ程ありますが、その全体を使って物を見ているわけではないからです。水晶体の前方には虹彩があり、眼に入る光はこの虹彩によって絞られます。明るい所では、瞳孔の大きさは、二ミリ程度、暗い所でもせいぜい五ミリ程度ですから、実際に光が通過するのは、水晶体中央のごく一部分だけということになります。

皮質白内障は水晶体の周辺部から中央に向かって進行してきますので、水晶体の周辺部にどんなに強い混濁があっても、それが瞳孔の中心にかかるまでは、視力に影響をきたしません。ですから白内障があっても、周辺部の皮質白内障の場合はまったく無症状なのです。

ところが、いったん混濁が瞳の中央部にかかってくると、そこで光が乱反射をおこして、「グレア」を生じたり、「単眼性の複視」をきたすようになります。

さらに混濁が進行すると、瞳を濁りがすっかり被ってしまうようになり、視力は急速に低下してきます。

極白内障《きょくはくないしょう》

ところが、中にはアマノジャクな白内障もあって、水晶体の周辺部は全くきれいなのにもかかわらず、光の通り道にあたる瞳の中央部に、限局性の小さな混濁を生ずるものがあります。これを「極白内障」と呼んでいます。

「極白内障」の患者さんは、暗い室内では何とか見ることができるものの、明るい屋外に出たとたん、急に見えなくなってしまいます。これは明るい所で瞳が小さくなると、水晶体中央部の混濁が、瞳孔の全体を被ってしまうからです。

「極白内障」の患者さんには、明るい所でも瞳が小さくならないように、サングラスを掛けていただいたり、一定の瞳の大きさを維持するために、軽い散瞳薬を処方したりします。しかし、いずれも姑息な手段に過ぎず、最終的には手術による治療が必要となります。

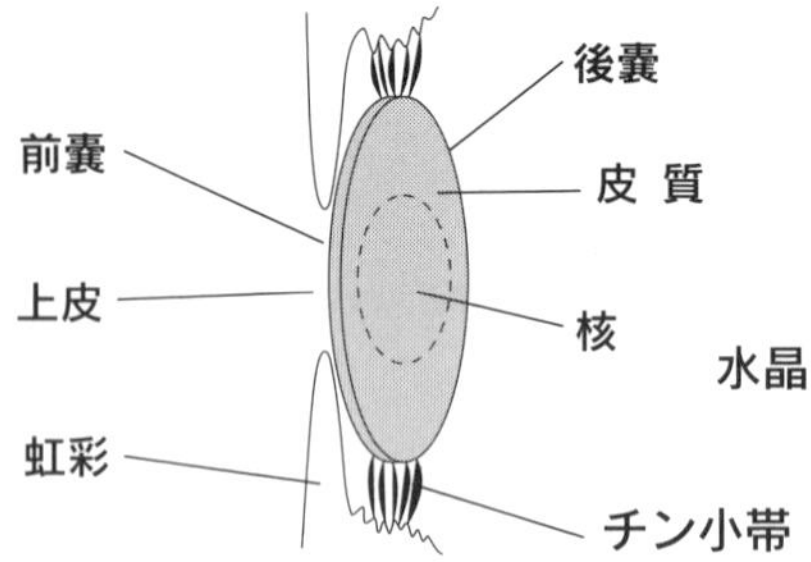

水晶体の構造

嚢下白内障《のうかはくないしょう》

もうひとつ、部分的な混濁にもかかわらず、白内障の初期から強い視力障害をきたすタイプの白内障に、「嚢下白内障」というのがあります。これは水晶体を包んでいる嚢の中心部が、全体的に混濁してスリガラス状になってしまう白内障です。

前嚢の直下が濁ったものを「前嚢下白内障《ぜんのうかはくないしょう》」、後嚢の直下が濁ったものを「後嚢下白内障《こうのうかはくないしょう》」と呼んでいます。

このタイプの白内障は、リウマチや膠原病《こうげんびょう》などの全身疾患で、長期間にわたりステロイドホルモンを服用しておられた方や、糖尿病の患者さん、またアトピーの方によく見られるものです。

この白内障の場合は、絶えずスリガラスを通して物を見ている状態になりますので、皮質白内障とは違って、ごく初期から視力は低下し、白内障の進行とともに強い視力障害をきたします。

治療は手術以外にありませんが、糖尿病などの全身疾患を伴っている場合もありますので、手術に先だって全身疾患の治療も必要になります。

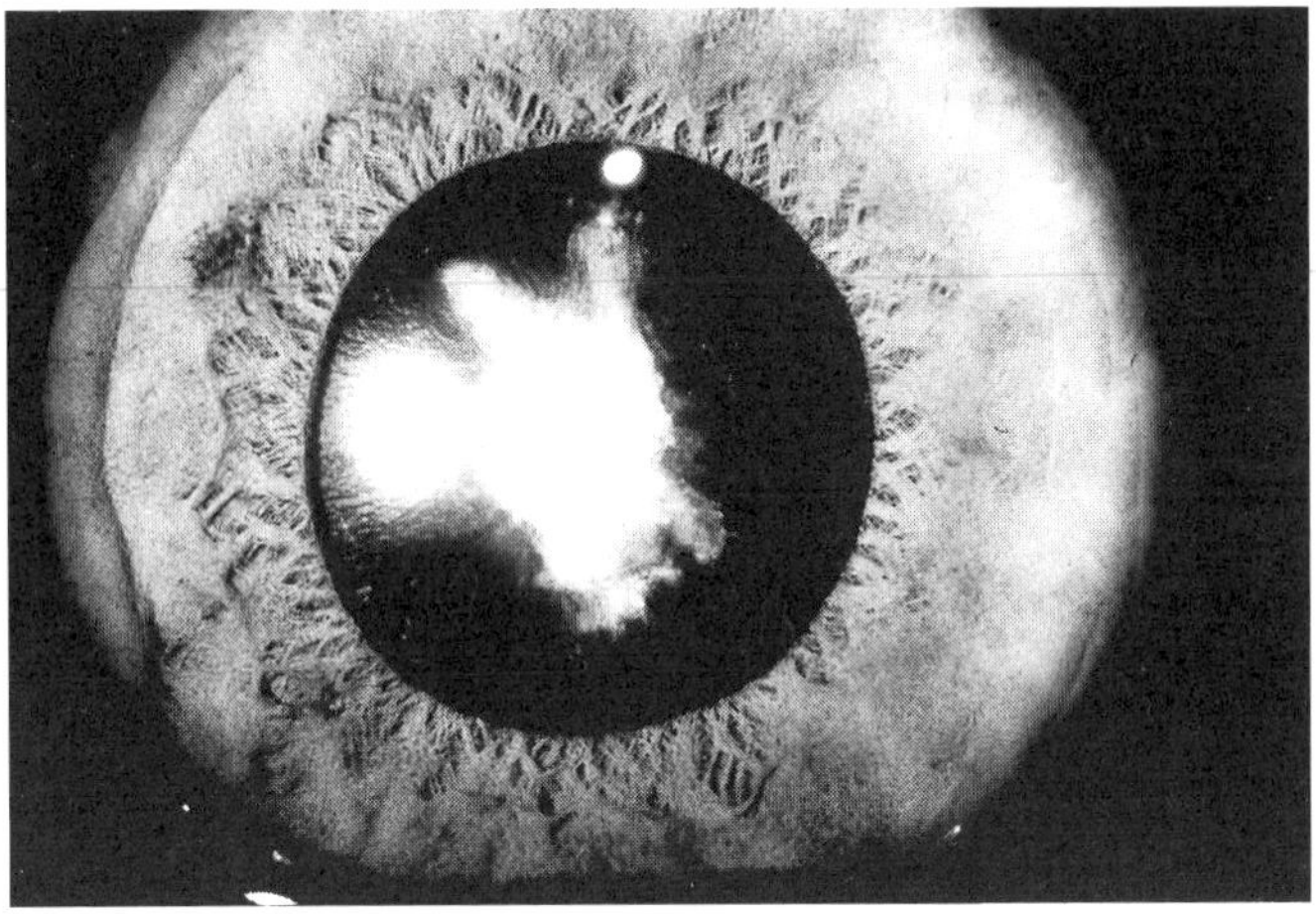

中央から混濁の始まった白内障

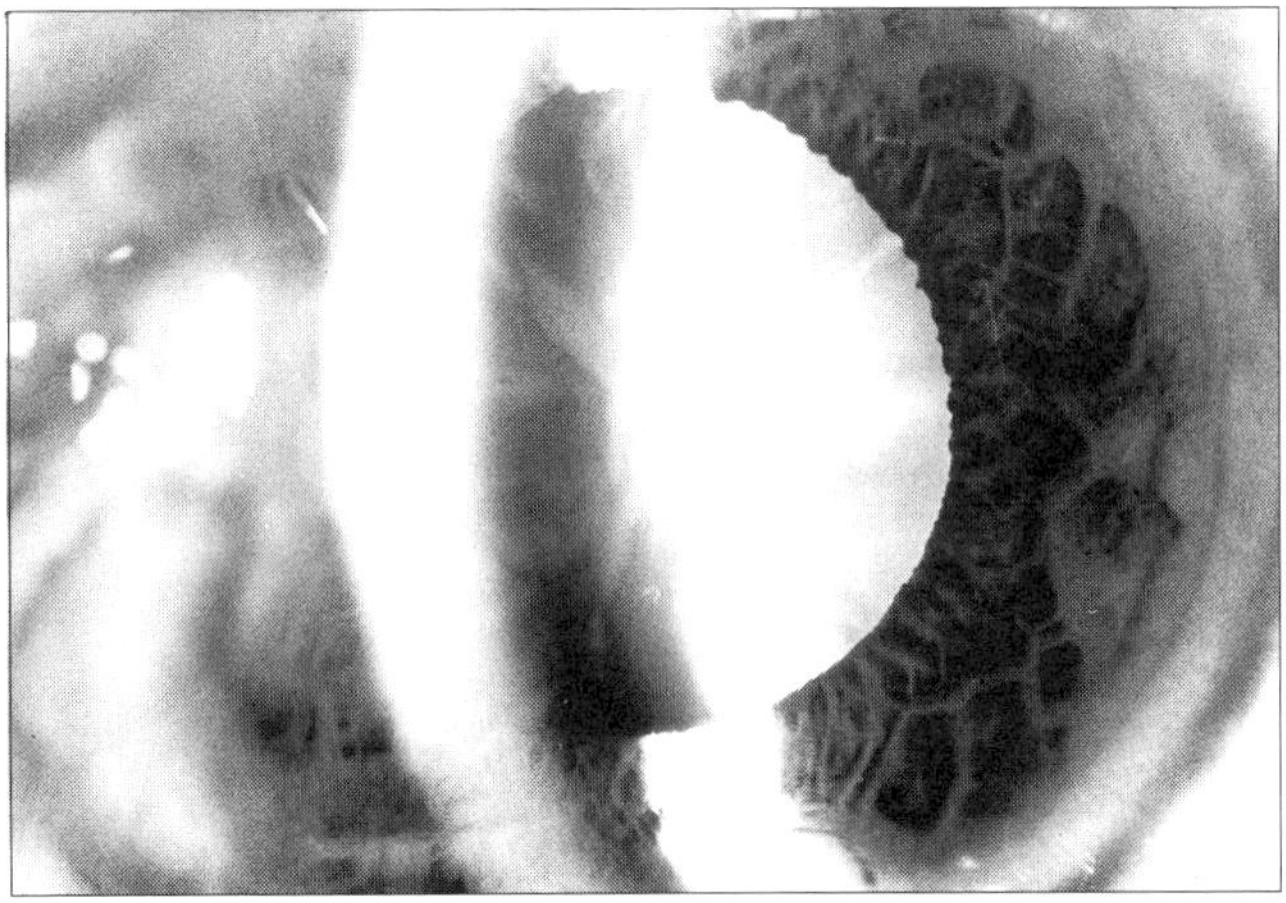

周辺部から混濁の起こった白内障

核白内障《かくはくないしょう》

最後に、変わった症状をきたす白内障として、「核白内障」があります。水晶体中央部の核が、徐々に硬くなり濁ってくるタイプのものです。濁るといっても、核白内障の場合の濁りは白く濁るのではなく、水晶体の中央部が少しずつ茶褐色に色づいてくるもので、患者さんは、絶えず茶褐色のサングラスを通して物を見ているようになります。

ところが、このタイプの白内障は、長期にわたって徐々に進行してくるので、患者さん自身は、色の変化についてはまったく気づかずにいる場合がほとんどです。モネやルノワールなど著名な画家の色使いが、晩年の作品で変わってきているのも、この白内障のためかも知れません。

「核白内障」の患者さんは、手術が終わって眼帯をはずした時に、色の見え方の違いに愕然とします。つまり手術をしたほうの眼は、茶褐色の水晶体の代わりに透明な眼内レンズが入っていますから、見る物すべてが色鮮やかに鮮明に見えるのに対し、まだ手術をしていないほうの眼で見ると、視野全体が赤茶けて、色もくすんで見えるからです。

「核白内障」の進んだ眼の水晶体は、黒褐色に変色して、白内障のくせに「黒色白内障」などと呼ばれます。

核白内障による症状には、色の変化のほかに、特徴的な視力低下があります。すなわち、近くはよく見えるのに、遠くが見づらくなるという、「近視化」です。視力が落ちたので、眼鏡店に行って検眼してもらったら、「近視が進んでいます」といわれます。

確かにメガネの度数を上げると見えるようになるのですが、半年もするとまた見づらくなってしまい、メガネはどんどん厚くなっていくし、最初は度を上げれば見えたものが、しまいには度を上げても視力は変わらなくなってしまいます。これは水晶体の核が、次第に硬くなって光の屈折率が変わり、光を強く屈折するようになったために起こる現象です。

つまり、最初は水晶体の透明性が比較的保たれていますから、メガネの度数を上げれば見えますが、そのうちに核の混濁が強くなり、度数を上げても見えなくなってしまうわけです。近視の度数は一般に学校を卒業する頃には一定に落ちつきますが、五十歳を過ぎてから近視が進んだ場合には、核白内障が進行している可能性があります。

「核白内障」は眼内レンズ移植の手術によって、視力障害と同時に近視も矯正できますが、片眼だけの手術では、手術をしていないほうの眼との間に、度数のアンバランスが生じます。このため、メガネの装用が困難になったり、眼精疲労の原因にもなりますので、あまり間をあけずに、両眼を続けて手術する必要が生じてきます。

また「核白内障」が進行しますと、超音波によって核を乳化して吸引する「超音波乳化吸引術《ちょうおんぱにゅうかきゅういんじゅつ》」では、手術が行えなくなり、大きく眼を切って核全体を娩出する、「水晶体嚢外摘出術《すいしょうたいのうがいてきしゅつじゅつ》」という方法で手術を行うことになります。

水晶体嚢外摘出術は一昔前の白内障手術の主流でしたが、超音波乳化吸引術に比べて創口が大きくなり、術後の炎症が強かったり、乱視が強く残ることがあります。かといって、進行した「核白内障」を、無理して超音波乳化吸引術で手術すると、核が硬いために破砕《はさい》に時間がかかって、角膜を痛めたり、後嚢破損《こうのうはそん》など大きな術中合併症をひき起こす可能性が高くなります。

従って核白内障の場合は、あまりひどくなるまで放置してから手術を受けるのは、得策とはいえません。

手術室で、真っ黒に色付いた水晶体を目の前にすると、手術を行う眼科医はやれやれと思います。超音波乳化吸引術で手術をする場合、通常の倍以上の時間がかかりますし、術中の合併症がずっと多くなるからです。

核白内障の場合は、診断がついたら早々に手術していただくのが、患者さんのためであり、また手術を行う眼科医のためでもあるのです。

以上、いくつか代表的な白内障の種類をご紹介しましたが、実際の白内障はこれらの病型の幾つかが組合わさって起こりますので、混濁の状態もさまざまで、これに伴って起こる症状も多様となるわけです。

白内障手術

白内障手術の歴史

白内障手術の歴史は、紀元前三千年のインドにまで遡ることができます。当時は、混濁した水晶体を眼の奥に落とす「揆下《きか》（墜下《ついか》）術」という方法で、手術を行っていました。

日本でも、西暦九八四年に書かれた「医心方《いしんほう》」に、針を用いて水晶体を落下させ、白内障の手術を行った記載があります。日本の医術には秘伝が多く、具体的な手術術式は不明ですが、流派ごとに代々伝わる秘伝の術式があったようです。

混濁した水晶体を眼球の外へ取り出すようになったのは、一七五〇年代のことでした。フランスの外科医ジャック・ダビエルが、角膜を切開して水晶体を眼外に押し出す術式を考案しました。何とも野蛮な術式ですが、水晶体を眼内に落とすのではなく、眼外に取り出すというアイデアは、画期的なものでした。

一九三〇年代には、水晶体全体を摘出《てきしゅつ》するのではなく、後嚢一枚を残して核を娩出《べんしゅつ》し、皮質を洗浄するという「古典的水晶体嚢外摘出術《こてんてきすいしょうたいのうがいてきしゅつじゅつ》」が行なわれるよ

【医心方】
日本最古の医学書。全三〇巻。丹波康頼が、隋・唐の医書を抜き書きし、疾病別に編纂した医学全書。永観二年（九八四年）完成

うになりました。当時は手術用の顕微鏡などありませんでしたから、肉眼による手術は名人芸的なものだったようです。

日本でも戦前はこの方法が主流でしたが、この術式は手術を行う時期がとても重要でした。白内障が十分に進行していない「未熟白内障《みじゅくはくないしょう》」では、核の娩出後に残した多くの皮質が、後に「後発白内障」となって、再び視力障害の原因となってしまうからです。

障子の桟《さん》が見えなくなった頃が白内障の手術の時期だ、と思っておられる方が今でもいますが、これはその当時の話です。

また手術後に、傷が付くまで頭を固定して何日も寝かされたというのも、この頃のことです。

第二次世界大戦後の一九五〇年代になると、再び水晶体全体を一塊として取り出す手術が行われるようになりました。この術式を「水晶体嚢内摘出術《すいしょうたいのうないてきしゅつじゅつ》（水晶体全摘術《すいしょうたいぜんてきじゅつ》）」と呼びます。

一塊として水晶体を取り出すと言っても、水晶体は「嚢《のう》」という薄いセロファンのような膜に包まれているため、これをピンセットでつまんで取り出そうとすると、嚢が破れて水晶体の中身が眼の中に出てしまいます。そうなると、後から「ぶどう膜炎」や「続発緑内障《ぞくはつりょくないしょう》」を起こし、運が悪ければ失明に至ることすらありました。

嚢を破かずに水晶体を摘出するために、さまざまな工夫がなされましたが、

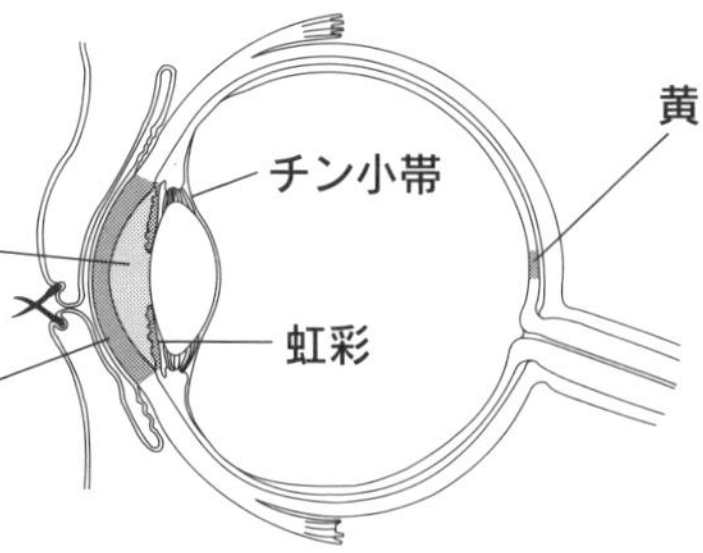

ポーランドのクルワウィッチは画期的な方法を考案しました。彼はクライオチップという細い金属の棒を炭酸ガスで凍らせ、これを水晶体にくっつけて凍らせた上で摘出する「冷凍摘出法《れいとうてきしゅつほう》」を生み出したのです。この方法を用いることで、合併症は大幅に減り、手術成績は目ざましく向上しました。

折しも、この頃から眼科手術に手術用顕微鏡が導入され、手術の精度は飛躍的に向上したのでした。

眼内レンズの誕生

一九六〇年代は手術用顕微鏡の普及に伴い、クライオチップを用いた「水晶体嚢内摘出術」が全盛期を迎えました。混濁した水晶体が眼の中からすっかり取り除かれ、光の通過の妨げになるものは何ひとつ残らないのですから、これはすばらしい術式と思われるでしょう。

しかしこの術式にも問題がありました。水晶体嚢内摘出術では、硝子体を押さえて眼内の安定性を保っていた水晶体が無くなることにより、術後に眼内が不安定となり、特に近視の強い眼では「網膜剝離《もうまくはくり》」を起こす頻度が高くなることが判明しました。

また手術の数年後に、「嚢胞状黄斑変性症《のうほうじょうおうはんへんせいしょう》（ＣＭＥ）」を起こし、網膜の中で

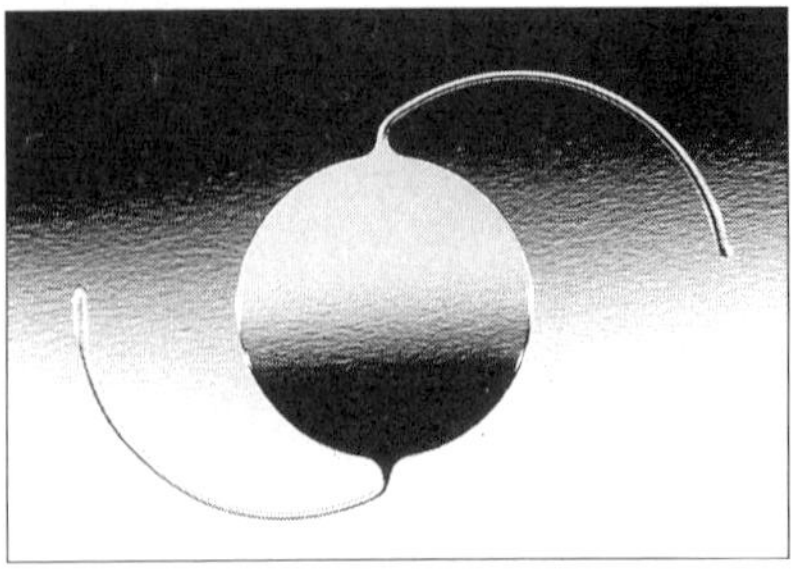

眼内レンズ

も最も視力の良い黄斑部が変性に陥り、視力障害をきたすケースがあることも判ってきました。

またこの時期には、術後の視力矯正手段として、メガネやコンタクトレンズに代わって「眼内レンズ」が移植され始めました。当初のレンズは、「前房《ぜんぼう》レンズ」といって虹彩の前に乗せたり、虹彩に挟み込むタイプのものでした。

ところが、前房レンズは、角膜の内皮細胞に対して障害を及ぼすと同時に、網膜にＣＭＥを起こしやすく、術後何年もしてから視力障害をきたすことがありました。かくして前房レンズは廃《すた》れて、「後房《こうぼう》レンズ」が登場することになりました。

しかし、水晶体を全摘してしまったのでは、虹彩のうしろはドロドロとした硝子体で、そこに後房レンズを移植することはできません。後房レンズを移植するには、水晶体の嚢をレンズを乗せる足がかりとして残す必要があり、術式はまた水晶体嚢外摘出術へと戻ることになりました。

厚くて重い術後メガネや、取扱いの面倒なコンタクトレンズは、眼内レンズの便利さにはかなうはずもなく、白内障の手術術式も、眼内レンズの移植にふさわしいものに取って代わられるようになったのです。

そして今や、水晶体嚢内摘出術は、水晶体を眼内で吊っている「チン小帯」が切れて水晶体が脱臼している症例など、ごく一部の特殊な場合を除いてはほとんど行われなくなってしまいました。

計画的《けいかくてき》水晶体《すいしょうたい》嚢外《のうがい》摘出術《てきしゅつじゅつ》

流行はめぐるといいますが、眼内レンズの登場により一九七〇年代になると、水晶体の後嚢を一枚残して白内障を摘出する「水晶体嚢外摘出術」が再び見直されるようになりました。一九三〇年代の手術と区別して、新しい嚢外摘出術を「計画的水晶体嚢外摘出術」と呼んでいます。

一九三〇年代の手術とは違い、水晶体の核を娩出した後に、皮質を吸引する優れた装置も次々と開発され、残った皮質は顕微鏡下でしっかりと確認した上で、確実に吸引除去できるようになりました。

創口を縫合する糸や針も、眼科用の極めて繊細なものが開発されました。患者さんは手術の後に何日も寝ている必要はなくなり、術後は数時間で起きて歩けるようになったのです。

「水晶体嚢外摘出術」プラス「眼内レンズ移植術」は、一九八〇年代には日本中の多くの病院における白内障手術のスタンダードとなったのです。

眼内レンズを移植することにより、患者さんは術後直ちにある程度の視力を獲得できるようになり、手術に伴う合併症も飛躍的に少なくなって、白内障手術はほぼ完成されたかの感がありました。

新たな白内障の術式

しかし、白内障手術はより質の高い次元の術式を求めて、今日なお進化しつつあります。

◆水晶体嚢外摘出術の欠点——術後乱視

水晶体嚢外摘出術は、確かに安全で優れた術式ではありますが、まったく欠点がないわけではありません。

水晶体は直径およそ九ミリ、厚さは四ミリ程あります。水晶体の核を、そのままの形で眼外に取り出そうとすると、角膜におよそ十一ミリ程度の創口を作らなければなりません。

この創口は、手術の最後に丁寧に縫合されますが、縫う時の糸の締め具合によって、角膜に微妙な歪みが生じます。このわずかな歪みが、術後の「角膜乱視《かくまくらんし》」となって現れるのです。

ある程度の乱視であれば、メガネでこれを矯正してしまうことが可能です。しかし、乱視が強い場合には、壁が傾いて見えたり、床が曲って見えるなど、掛けているのがとても辛いメガネになってしまいます。乱視の度数を弱めると、掛けるのは楽なメガネにはなりますが、網膜機能を十分に発揮できない中途半端な視力しか得られません。

また、さらにやっかいなことに、術後の角膜乱視は、創口の治癒につれて時々刻々と変化していくもので、手術直後には横長に歪んでいた角膜は、時間とともに縦長の乱視へと変化してゆきます。この変化が落ち着くまでには術後三カ月以上もかかります。

従って最終的なメガネを作るまでは、ある程度不自由を我慢しなくてはなりませんでした。

こうした術後の乱視は、創口の長さの三乗に比例して生ずるといわれています。創口が大きければ大きいほど、術後乱視の問題は深刻なものとなります。十一ミリという、角膜の半分近くの長さを切って手術を行う水晶体嚢外摘出術では、術後乱視は無視できない問題となりました。

◆水晶体嚢外摘出術の欠点――手術に伴う炎症

また、創口が大きくなればなる程、手術に伴う炎症も強くなり、術後に眼圧が上昇したり、眼内レンズと虹彩が癒着して、瞳孔の形がひきつれてしまうこともありました。

それならば、創口を小さくしたら良いのではないかと思われるかも知れませんが、小さな創口から無理をして水晶体の核を押し出そうとすると、眼球に無理な力が加わって、後嚢が破れるという合併症を起こします。これを「破嚢《はのう》」と呼びますが、不幸にして破嚢に至った場合にも、創口が大きいと次から次へと硝子体が出てきてしまい、眼内レンズを移植できなくなったり、最悪の場合は網膜剥離をきたすことすらあるのです。

今日のように、手術を行う時期が早まり、術後早期から良好な視力が要求されるようになると、より小さな創口から、より少ない侵襲《しんしゅう》（ダメージ）で手術を行うことが必要となってきました。

こうした時代の要請から、小切開手術への気運が高まり、白内障手術はより質の高いものへと進化し、新たな術式の誕生を迎えることになったのです。

超音波乳化吸引術《ちょうおんぱにゅうかきゅういんじゅつ》

◆ケルマンの「水晶体超音波乳化吸引術《すいしょうたいちょうおんぱにゅうかきゅういんじゅつ》」

一九七〇年代になると、アメリカのケルマンは、たった三ミリの創口から白内障を取り除く術式を発表しました。この術式は「水晶体超音波乳化吸引術」あるいはケルマンの名をとって、「ＫＰＥ（Kelman Phacoemulsification）」と呼ばれています。

直径一ミリ程度の細い金属チップの先から超音波を発振させ、水晶体の中央部の硬い核の部分を粉々に砕いて吸引してしまうというものです。粉々に砕くといっても、実際は周波数の高い超音波を使いますので、砕くというよりは水晶体の核を柔らかく乳化させて、吸い取ってしまうと思っていただいたほうがよいかも知れません。

この方法はあまり白内障が進行していない、比較的核のやわらかい症例には絶好の術式でした。手術時間は大幅に短縮されますし、術後の乱視に悩まされることもなく、術後炎症が軽いので、術後すぐに良好な視力を得ることができました。

◆技術的な難しさ

ところが、進行した核の硬い白内障に対して無理にこの方法で手術を行うと、核を削るのに時間がかかってしまい、この術式のメリットがなくなってしまいます。それればかりか、砕いた核の破片が眼内に飛び散って、角膜を傷めることもありました。

角膜の内側にある内皮細胞《ないひさいぼう》は、角膜を透明に保つために非常に重要な細胞です。この細胞はほとんど分裂増殖する能力がないため、いったん手術の侵襲《しんしゅう》で障害を受けると、角膜の透明性を維持することができず、新たな視力障害の原因となってしまいました。

また、核だけ乳化吸引する技術はたいへん難しいものです。慣れないと、超音波チップが後嚢《こうのう》に触れて破嚢《はのう》を起こして、硝子体が出てきたり、核が眼の底に落ちてしまったり、大変やっかいな合併症をひき起すことになりました。

超音波乳化吸引術の魅力に惹かれて、日本でもこの術式を早くから取り入れた先人達がおられましたが、手術器械が極めて高価であったこと、またその術式のむずかしさと合併症のために、超音波乳化吸引術がすぐに日本中に広まるという訳にはいきませんでした。

◆手術装置の進歩により広く普及

医学の進歩は、科学技術の進歩に負うところが多々あります。

白内障の手術に関しても同じことで、超音波乳化吸引術も、手術機器の改良がこの手術を容易で安全なものにしてくれました。

従来の器械ではフットスイッチを踏むといきなり高出力の超音波が発振されて、後嚢を破損することがありました。しかし改良された器械では、リニアーモードといって、フットスイッチの踏み込み量に応じて、超音波の出力がコントロールできるようになり、核の乳化が非常にやりやすくなりました。

また、手術方法も「ＣＣＣ（Continuous Circular Capsulorhexis）」といって、裂け目のない連続した前嚢切開を行い、水晶体の核をしっかりと嚢中に固定して、乳化吸引を行うことにより、角膜内皮細胞に対する心配はほとんどなくなりました。

従来、超音波手術で最も苦手とされていた核の硬い症例も、手術装置の進歩により、安全に手術を行うことが可能となりました。

熟練した術者がおこなえば、超音波乳化吸引術はあらゆる点で、従来の水晶体嚢外摘出術に比べて優れた術式であることが学会でも相次いで報告されるようになり、一九八〇年代後半からは、水晶体超音波乳化吸引術は第二のブームを迎えることになりました。

アメリカ眼内レンズ学会の報告では、最近のアンケート調査の結果、水晶体超音波乳化吸引術で白内障手術を行っている眼科医が、アメリカでは九〇パーセントを越えたとのことです。

日本でも白内障手術を数多く行っている施設では、この術式を採用する眼科医が増えてきています。しかし、手術器械が一台一千万円を越える高額なものであること、また簡単になったとはいえ、従来の嚢外摘出術に比べたらはるかに技術的な難しさもあって、どこの病院でもこの術式で手術を行っているという状況ではありません。

白内障検査から手術まで

診断のための検査

白内障の手術を希望される方が病院を受診された際、どのような検査が行われ、手術前にはどのような処置が行われるのか、手術の実際はどのようなものなのか、手術後、退院後にはどういったことに注意したらよいのか等々、白内障の手術の実際について皆さんが心配されている事柄についてご説明しましょう。

病院によっては多少違いがあるかも知れませんが、大筋はまずこのようなものだと思います。まず最初に、眼科で行う一般的な検査についてご説明しましょう。

◆視力検査

眼科で一番大切なのは、「視力検査」です。視力検査では、メガネをかけないでどこまで見えるかという「裸眼視力」と、いろいろな度数のレンズを入れて、その人が見ることのできる最良の視力である「矯正視力」を測ります。

【ピンホール効果】
ピンホールカメラの原理と同じに、紙にあけた小さな針穴からのぞくと、レンズを入れなくてもはっきり物が見える現象

視力検査で大切なことは、眼を細めて無理して見ようとしないことです。眼を細めると「ピンホール効果」により視力は多少向上しますが、正確な視力の判定ができなくなってしまいます。視力表の指標が見えない時は、当てずっぽうをいわずに「見えない」とはっきり答えることが肝要です。

裸眼視力が悪くても、レンズを入れて測った矯正視力が良ければ、それは屈折異常による視力障害ですから、あまり心配することはありません。適切なメガネやコンタクトレンズにより視力を改善することが可能です。問題はメガネで矯正しても視力が上がらない場合で、これは眼球自体に何らかの異常が疑われ、治療の対象となります。

◆屈折異常の検査

視力測定の前に、「オートレフラクトメーター」という装置で、屈折異常を測定することがあります。

器械の前に座って中の景色や指標を見ていると、像がぼやけたり、はっきりしたりして、数秒のうちに屈折異常値、つまり、この人は近視や遠視の度数がいくらか、乱視はどの程度あって、軸はどちらを向いているかが、何もいわないでもピタリと判ってしまいます。

この検査で大切なことは、器械の中の景色をのぞき込もうとしないで、ボン

ヤリと楽な気持ちで見ることです。のぞこうとすると調節の作用が働いてしまい、実際の屈折異常値よりも、近視の度が強く出てしまうからです。

眼科で検査に使う器械はどれもそうですが、顎台があってそこに顎を乗せ、額当てに額をピッタリと押し付けて検査を行うようになっています。これは眼球の向きを常に一定にして、正確なデータを得るためには極めて大切で、額が離れていたり、顎が浮いていると誤ったデータを得ることになります。

眼科は検査の多い科ですが、眼科医は多くの検査データをもとに、その患者さんにとって最良の手術方法や、移植する眼内レンズ、点眼薬の種類などを決めます。正確な検査データは、眼科診療の命といえるくらいに大切なものなのです。

◆眼圧測定

次は「眼圧測定」です。人間の眼には一定の硬さがあって、これが高いと「緑内障」になって視野が欠けてしまいますし、手術の後では炎症に伴って眼圧が上昇する場合がありますので、視力検査と同様に非常に大切な検査です。

眼圧測定にはいろいろな装置がありますが、外来では「ノンコンタクトトノメーター」といって、空気を細いノズルから角膜に吹きつけ、一定の状態まで角膜が凹むのに要する時間から、眼圧を計測する装置がよく用いられます。眼に急に風が当りますが、どうか驚かないで下さい。

もっと精密な眼圧の測定には、医師が点眼麻酔の上、フルオレスセインという黄色い蛍光色素を付け、細隙灯顕微鏡《さいげきとうけんびきょう》に顎を乗せて、青く照らされた眼圧計のチップを角膜に軽く接触させて測定する「ゴールドマンの圧平眼圧計《あっぺいがんあつけい》」による検査があります。

この検査で大切なことは、チップが眼に近づいて恐くても、決して眼をつむろうとしないことです。眼をつむろうとすると、眼球に力が加わって、眼圧が本来の値よりも高く出てしまうからです。点眼麻酔が効いていますから、チップが触れても痛みは全くありませんし、眼に傷がつくこともありませんので安心して下さい。

◆散瞳検査《さんどうけんさ》

以上の検査が済むと、今度は散瞳薬を点眼して瞳を大きく広げます。「緑内障」の可能性がある方は、散瞳の前に前眼部を拝見して、散瞳しても良いか否かを確かめます。「緑内障」の種類によっては、瞳を広げると、急激に眼圧が上昇して、緑内障発作を起こしてしまう場合があるからです。

白内障の状態を水晶体のすみずみまで観察したり、眼底をくまなく見るには、この「散瞳検査」が必要です。散瞳薬を点眼すると、徐々にピントが合わなく

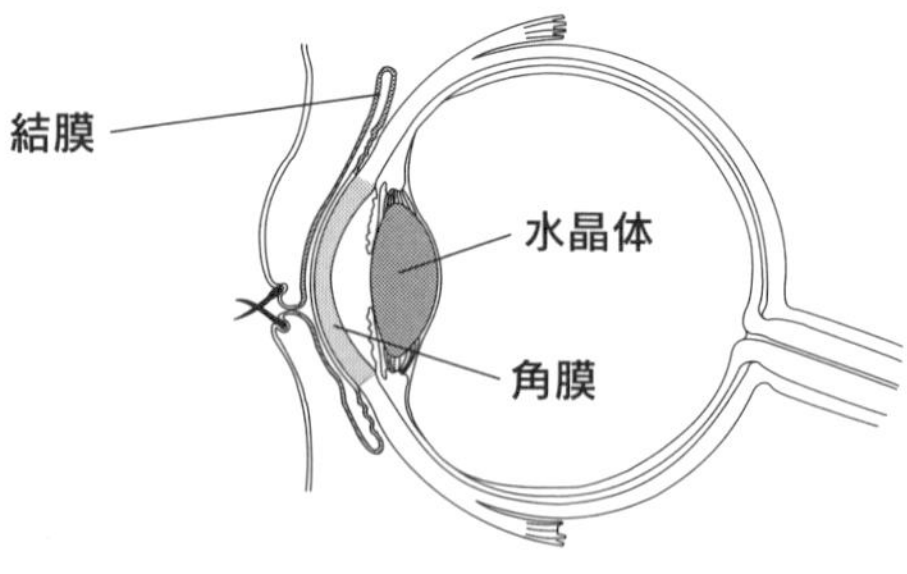

なり、光が大変まぶしく感じられるようになりますが、瞳の大きさは時間とともに元に戻りますから心配いりません。散瞳薬が効いて、検査ができるようになるまで、三十~四十分程かかりますので、それまでしばらくお待ちいただきます。

「糖尿病」の方や「緑内障」の目薬を点眼されている方の中には、なかなか散瞳しない方がおられますが、その場合は何回か点眼を追加する必要があります。

散瞳した状態は、点眼後四~五時間は続きますので、帰りに車やオートバイの運転は危険です。眼科を受診する際は、散瞳を覚悟でかならず車は置いて来院してください。

◆医師の診察

一連の検査が終わると、次はいよいよ医師の診察です。眼を拝見する前に「問診」といって、なぜ病院を受診したのかをおうかがいします。

どこがどのように悪くて辛いのか、いつ頃からそのような症状があったのかなど、詳しくお話し下さい。

同じ「見えない」にしても、見えないのは遠くなのか近くなのか、全体が見えないのか、部分的に見づらい場所があるのか、物が歪んで見づらいのか、視野が暗くて見づらいのか等々、いろいろな「見えない」があります。

原因疾患もそれぞれ異なりますから、症状をご自分の言葉で出来るだけ詳しくお話し下さい。病気によってはお話を聞いただけでも、それだけで診断がついてしまうものもあるのです。

結膜、角膜、水晶体など、眼の前の部分は細隙灯顕微鏡《さいげきとうけんびきょう》、あるいはスリットランプマイクロスコープと呼ばれる顕微鏡で拡大して詳しく観察します。

検査中は、顎はしっかりと顎台の上に乗せ、額を前にピッタリと当てておいて下さい。額が離れると、顕微鏡の焦点があわなくなって正確な観察ができません。医師がそっとまぶたを挙げたり、ひっくり返したりしても、力を入れずにどうかお楽になさっていて下さい。

白内障に関しては、この検査でその病型と進行の程度を判定し、診断を下すことができます。

◆眼底検査

白内障でも、眼底にそれ以外の病気が隠されていないかどうか、調べる必要があります。いくら白内障の手術をしても、肝心の光を感じる網膜に異常があると、視力が向上しない場合があるからです。

この「眼底検査」は倒像鏡《とうぞうきょう》という器械で、眼底に光を入れて観察を行ないま

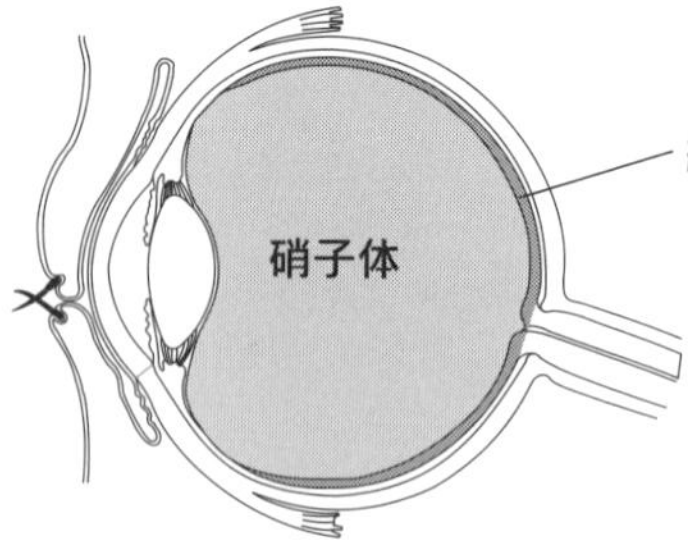

す。まぶしいとは思いますが、どうかしっかりと眼を開けてよく見せて下さい。眼底のすみずみまで観察するために、「上を見て」「下を見て」とか、視線の向きを変えるようお願いしますが、その際は頭は動かさずに、眼だけを動かすようにして下さい。

◆超音波検査

白内障があまりひどくなると、患者さんが見えないのと同じように、こちらからも患者さんの眼の中が見えなくなってしまいます。このような場合、眼底に異常がないかどうかを超音波を使って調べます。

内科や産婦人科では腹部エコーといって、超音波を使ってお腹《なか》の中の様子を観察しますが、眼科でも小型の超音波装置を使って、硝子体の混濁や、網膜剥離などの病気がないかどうかを診断します。

◆網膜電図検査《もうまくでんずけんさ》

一般に白内障はどんなに進行しても、光くらいは感じられますし、眼の前で手を動かせば、ちらつきくらいは感じられますが、光の感じ方が鈍い場合や、他に余病が疑われる場合には、もうひとつ別の検査を行います。

これはＥＲＧ（網膜電図）といって、眼に電極の付いたコンタクトレンズを装着し、暗い部屋で眼を慣らしておいて、ストロボの光を発光した時に、どのような網膜の電気反応が得られるかを調べる検査です。これによって、網膜がどの程度物を見る力を持っているのかを推定することができます。

「糖尿病性網膜症《とうにょうびょうせいもうまくしょう》」を伴った白内障で、眼底が見えないような場合には、手術後の視力予後を推定する上で、この検査はとても有効です。「糖尿病性網膜症」では、網膜症の進行に伴い、網膜の機能は徐々に低下してきますので、ＥＲＧの波もそれにつれて浅くなります。

すなわち、ＥＲＧの波が大きければ視力予後は良いだろう、反対に小さければ悪いだろうといったように、手術の前からおよその見当がつけられるわけです。

それ以外にも、眼科では診断をつけるために、非常にたくさんの種類の検査があります。白内障以外にも視力障害をきたしている原因が疑われれば、随時必要な検査を追加して行ない、その原因を明らかにすることが必要です。

そして最終的に、視力障害の原因が白内障だけであることが確認できれば、患者さんにその結果をご説明して、白内障の手術をするかどうかを相談した上で、手術ということになれば、さらに必要な検査を行ないます。

白内障手術のための特殊検査

◆全身疾患の検査

さて白内障の診断がついて、手術をすることが決まったら、どんな検査をするのでしょうか。

白内障の手術は局所麻酔の手術ですから、全身に及ぼす影響はほとんどありませんが、「糖尿病」や「高血圧」などの成人病が隠されていると、術中術後に思わぬトラブルを起こす場合がありますので、全身的な疾患がないかどうか、調べておく必要があります。

例えば、「高血圧症」なのに薬を飲んでいなかったりすると、緊張のあまり手術中に血圧が非常に高く上がって危険な状態になってしまうとか、「糖尿病」を知らずに手術をして、術後にひどい炎症を起こしてしまうといったことがあり得るわけです。

まず、血圧測定、採血、検尿、心電図、胸部レントゲン等の全身検査を行ないます。

その結果、何らかの異常が見つかれば、白内障の手術の前に、まずその疾患の治療をします。未治療の「糖尿病」があって、血糖がとても悪い状態であれば、血糖のコントロールに何カ月もかかり、その間手術を待たなくてはならないこともあります。

すでに、内科で全身的な病気を治療中の患者さんの場合は、こちらから内科の主治医の先生宛に、患者さんの病状、今飲んでいる薬の内容などについて問い合わせをします。全身的に問題のある患者さんでは、手術の前後に何回となく、内科の先生と綿密に連絡を取り合います。

例えば、「腎不全《じんふぜん》」で透析中の患者さんの場合には、手術日程に合わせて透析を行なってもらったり、術後の飲み薬の量や内容を調整します。心臓の悪いハイリスクの患者さんの場合には、万が一に備えて、麻酔科の専門医の先生に手術場でスタンバイしてもらうこともあります。

眼の手術だからといって、眼のことだけに気を取られていてはいけないわけです。

◆眼内レンズ度数の決定

さて、眼科的には白内障手術のために、二つの特殊な検査を行ないます。一つは、白内障を摘出した後に移植する「眼内レンズの度数」を決める検査です。眼球の大きさは人それぞれ違いますから、各人の眼の大きさに合った眼内レンズの度数を決めなくてはなりません。

眼内レンズの度数はコンピュータが自動的に計算してくれますが、計算のためには三つのデータを入力しなくてはなりません。

一つは「角膜曲率半径《かくまくきょくりつはんけい》」といって、角膜の表面のカーブの値、もう一つは「眼軸《がんじく》」といって眼の縦方向の長さ、そして「移植する眼内レンズに固有の定数」です。

角膜のカーブがきついと、光を強く屈折するために、近視が強くなりますし、眼軸が短ければ遠視になります。

これらの数値をもとに計算すると、どれくらいの度数の眼内レンズを移植したら、術後にどれくらいの屈折異常になるかが推定できます。

すなわち、手術後にメガネなしで手元の文字がちょうど良く見えるようにしたいというのであれば、術後の屈折異常がおよそマイナス三・〇D（Dとはジオプトリーの略記号で屈折の度数を表します。マイナスは凹レンズを意味します）の近視となるような、眼内レンズの度数を選ぶことになるわけです。

この場合、術後は眼前三十三センチの距離に一番ピントが合うようになり、手元はメガネなしで見えますが、遠くをよく見るためには近眼のメガネが必要になります。

また、術後はまったくメガネをかけないで遠くを見たいという方の場合は、術後の屈折異常を、プラス・マイナス〇Dすなわち正視とします。この場合、手元は老眼の状態となり、このままではよく見えませんので、手元用に老眼鏡をお使いいただきます。

従来の単焦点眼内レンズでは、遠方か近方かのどちらかに度数を合わせていましたので、最低限一本、遠用か近用の眼鏡が必要でした。この不自由さを解決するために、最近では遠近両用の多重焦点眼内レンズが開発され、術後にメガネをかけるのが嫌だという方には、こうした眼内レンズを移植することも可能となりました。

眼内レンズはいったん眼の中に移植してしまうと、度数が合わなかったからといって、メガネのように簡単に取り替えるわけにはいきません。眼内レンズの交換には、また創口を開いて手術を行わなくてはなりませんので、眼内レンズの度数の決定は慎重の上にも慎重になるわけです。

◆角膜内皮細胞《かくまくないひさいぼう》の検査

白内障手術前のもう一つの検査は、「スペキュラーマイクロスコープ」という特殊な顕微鏡による、角膜内皮細胞数の計測です。

角膜は、一見透明で何の変哲もない組織に見えますが、じつは、その内側には「角膜内皮細胞」といって、角膜を透明に維持するために非常に重要な細胞があるのです。

角膜は眼内の房水《ぼうすい》に絶えず接していますから、放っておくと、どんどん水を吸ってふやけて白濁します。しかも、角膜は眼球の形態を形作ると同時に、レンズの働きをしていますので、これが濁ってしまうと、視力はひどく障害されてしまいます。

角膜内皮細胞は、均一な六角形をして、角膜の内側にびっしりときれいに並んでいますが、細胞分裂の能力がほとんどありませんので、その数は歳とともに少なくなります。

また、ひとたび手術を受けると、どんなに丁寧な手術でも、急激にその数は減ってしまいます。ですから、以前に何らかの眼内手術を受けている場合には、特に内皮細胞の数に注意を払う必要があります。内皮細胞数が少なければそれに応じて、手術方法を変更したり、眼内レンズの種類を考慮したりする必要があるからです。

また内皮細胞数が非常に少なければ、手術を行うこと自体が、角膜を傷めて失明の原因になりますので、手術の是非の判定材料にもなりうるわけです。

角膜内皮細胞の検査は、点眼麻酔の上、眼圧を計る時のチップのようなレンズを軽く角膜に接触させて写真を撮ります。その写真をもとに、一平方ミリメートル当たり何個の細胞があるかを数えるのですが、これはまた大変な作業です。最近ではコンピューターが、細胞の数や形状を自動解析してくれるシステムも開発されています。

私たちは、年間に三千例近くもの白内障の手術を行ないますが、患者さんにとっては一生の一大事です。ですからたった五分たらずの手術のためにも、現時点において行いうる最善の手段で、多くの手間と時間をかけて可能な限り綿密な検査を行ない、万全の準備を整えた上で手術に望みたいと考えています。

もし自分が眼の手術を受けることになったら、どんなにお金がかかっても、最高の設備の手術室で、最高の腕を持った名医に手術をしてもらいたいと願うでしょう。こうした患者さんたちの願いに応えるべく、私たちは手術に対しては絶対に妥協を許しません。

また、最高の結果を得るためには、いかなる努力をも惜しみはしません。少しでも眼に良いものであれば、どんなに高価であろうと最高の手術器械を使いますし、眼内レンズや手術に使う薬品にしても、最高のものを選んで用いています。

患者さんに対して求めうる最高の医療を提供することこそ、私たちの誇りであり、また使命であると考えているからです。

白内障手術の実際

今日の白内障手術の術式には「水晶体嚢外摘出術《すいしょうたいのうがいてきしゅつじゅつ》」と「水晶体超音波乳化吸引《すいしょうたいちょうおんぱにゅうかきゅういん》術《じゅつ》」がありますが、三井記念病院ではほぼすべての症例を、「超音波乳化吸引術」

で手術しています。細かい術式については病院によってさまざまですが、ここでは三井記念病院で主に行なっている「水晶体超音波乳化吸引術」の実際についてご説明しましょう。

◆麻酔

白内障の手術は「局所麻酔」で行います。麻酔には「点眼麻酔」といって目薬の麻酔薬を点眼する方法と「球後麻酔」といって、目の下に一本注射をする方法があります。

点眼麻酔でも眼球の痛みは完全に取り除かれますが、物を見る視神経は麻酔しませんので顕微鏡の光がまぶしく感じられます。また、眼球を動かす筋肉も麻酔しませんので、手術中に目がキョロキョロ動いて、手術がしにくいことがあります。点眼麻酔で手術をする場合には、術中医師がお願いした場所をしっかり凝視していて頂くことが最も重要です。

一方、球後麻酔は、視神経も眼球を動かす筋肉もすべて麻酔するので術中、患者さんは、大変楽ですが、麻酔の際の注射が痛いという欠点があります。

これに対して三井記念病院では注射をする場所にあらかじめ麻酔薬のしみ込ませたテープを貼って、球後麻酔の注射の痛みを緩和するという新しい二段階麻酔法を開発して実践しています。これによって今まで「白内障」の手術はぜ

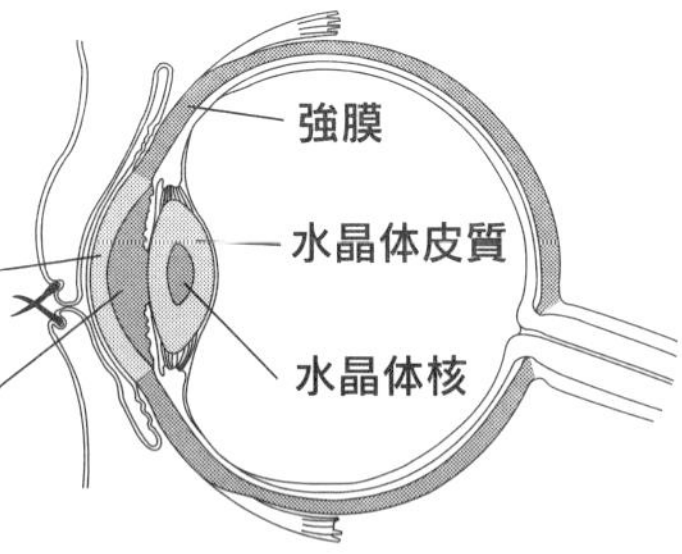

んぜん痛くなかったけど、麻酔の注射は痛かった。」といった患者さんの感想をよく耳にしましたが、今では、「麻酔の注射も痛くなかった」という人が増えています。

◆切開（耳側切開）

白内障を取り除き、眼内レンズを移植するためには、まず眼球にメスを加えて切開を行ないます。実際の手術では、五秒もかからない切開ですが、これは手術の結果を左右するとても重要なステップです。

従来の白内障手術はおそらく何十年、何百年もの昔から眼球の上もしくは下の方を切開して行われてきました。それは大きな傷口を作っても、まぶたが傷を覆ってくれる利点があるからです。しかし上方や下方に切開を行うと、傷が治る過程で、眼球はその方向に歪んで、「倒乱視《とうらんし》」といって眼球が縦方向に歪んだ、とても見づらい乱視を術後に残してしまうことになります。

そこで私たちは、技術的には大変難しいことなのですが、手術を眼球の上方からではなしに、側方すなわち耳側から行うことを始めました。この切開を「耳側切開」と呼びますが、従来の上方切開に比べて、術後乱視が少なく、なおかつ術後は倒乱視ではなく、見やすい直乱視に乱視を誘導することが可能です。また創口が大変小さいために、まぶたが覆わなくても、感染症などの心配のないことは三井記念病院で手術した六、〇〇〇例以上の臨床成績から裏付けされました。

◆透明角膜切開

また従来は、「角膜輪部《かくまくりんぶ》」といって透明な「角膜」と白眼の部分に当たる「強膜」の境目を切って手術していました。しかしこれもまた技術的には大変難しいことですが、私たちは角膜の透明な部分に切開を行っています。これを「透明角膜切開」と呼んでいます。

切開の幅はたった三、二ミリだけ。これだけの創口から、白内障を除去し、眼内レンズを移植するというすべての手術操作を行います。

きれいな創口を作るために、切開には必ずダイヤモンドのメスを使います。昔は金属のメスや剃刀の刃を折って使っていましたが、切れ味と創口の美しさでは、ダイヤモンドのメスに勝るものはありません。創口がきれいであれば、傷の着きもよく、たいへん良い結果が得られるのです。

人間の体は、どこを切っても大抵は血が出ますが、角膜は血管の無い組織ですから、切っても血が出ません。私たちは、この角膜を切って手術を行っています。角膜を切るといっても、手術が終わった後で創口を縫わなくてもきちんと傷が着くように、たった〇・六ミリの厚さの角膜に、精密な段々をつけて切開を行います。

この特殊な構造を持った創口を「自己閉鎖創《じこへいさそう》」と呼びますが、傷を縫わなくて済むために、眼球に歪みをきたすことが少なく、術後の乱視を減らすことができます。

出血の起こらない透明角膜切開による手術のもうひとつの利点に、「出血傾向」のある患者さんにも安全に手術が行えるという点があります。

出血傾向とは、血が止まりにくい状態のことですが、血友病《けつゆうびょう》などの病気でなくても、お年寄りには出血傾向のある患者さんが結構おられます。それは、動脈硬化《どうみゃくこうか》が進んでいて、狭心症《きょうしんしょう》があったり、脳梗塞《のうこうそく》を起こした場合には、ワーファリンや小児用バファリンなどといった、抗凝固薬《こうぎょうこやく》が内科から処方されていて、血管の中で血が固まりにくくなっているためです。

出血を伴う従来の切開の場合には、術前にこうした薬を中止する必要がありましたが、角膜切開では今まで通り内服を続けて安全に手術を受けることが可能なのです。

◆「粘弾性物質《ねんだんせいぶっしつ》」の注入

話が少しそれてしまいましたが、切開の次には角膜と水晶体の間の空間すなわち「前房」に「粘弾性物質」と言って、透明でドロドロしたヒアルロン酸製剤を注入します。これは、創口から房水が漏れて前房がつぶれてしまうのを防ぎ、前房の空間を保持するためです。またこの粘弾性物質は後に超音波をかける時に、角膜内皮を保護する役目も果たしてくれます。

◆水晶体に窓を開ける

次に先端が極めて鋭利なカプセル鑷子《せっし》というピンセットを使って水晶体の前嚢に裂け目のない連続した円形の窓を開けます。セロファンのように薄くて透明な前嚢に、裂け目をつくらずに正円で、しかも水晶体の丁度中央の位置に窓を開けることはかなりむずかしいテクニックですが、慣れると十秒もかからずに出来るようになります。この前嚢切開は、超音波乳化吸引を安全に行い、また長期的に眼内レンズを一定の位置に固定しておくために、たいへん重要なステップです。

◆水晶体の核を操作→超音波乳化吸引

次に、ハイドロダイセクションといって注射器の水の力で、水晶体の核と皮質を分離します。従来でしたら、ここで超音波乳化吸引を始めるところですが、私たちは超音波乳化吸引の前に、特殊なピンセットを使って水晶体の核を幾つかに分割する新たな手術操作を行います。

この操作は「Phaco Prechop」といって三井記念病院で初めて開発された手法ですが、この操作を行うことによって、超音波乳化吸引にかかる時間は従来の半分から三分の一に短縮されるようになりました。

超音波をかける時間が短くなることによって、手術時間全体が短くなるだけでなく、角膜の内皮を痛めることが、はるかに少なくなりました。また超音波の熱による創口の障害が少なくなったことより、創口を縫わなくてもピッタリとくっついて、術後の乱視が更に軽減されるようになりました。

またそればかりか、核があらかじめ分割されていると、超音波乳化吸引の最中に誤って後嚢を破ってしまう、「破嚢」という合併症が殆んど起こらなくなりました。

以前は進行した白内障で核が硬くなった症例では、超音波で核を砕くことが出来ないため、大きな傷口を作って核を娩出する「水晶体嚢外摘出術」を行わなくてなりませんでしたが、最近では三井記念病院で開発された新しい方法により、硬い核でも「Phaco Prechop」出来るようになり、ほぼすべての症例を超音波乳化吸引術で手術することが可能となりました。

「Phaco Prechop」は超音波乳化吸引を安全かつ効率よく行う優れた方法として、白内障手術に関する国際学会では世界的な規模の、アメリカ眼内レンズ学会でも高く評価され、一九九四年には、比較的やわらかい核に対する

「Phaco Prechop」法が、また九六年には硬い核に対する「Phaco Prechop」の技法が新技術部門で最優秀賞を受賞しました。

◆眼内レンズ移植

核の乳化吸引の後、残った皮質はI／Aチップを用いて吸引除去します。粘弾性物質を再び注入して嚢を膨らませ、眼内レンズをその中に移植します。

最近はシリコン製の眼内レンズの他に、アクリル製のやわらかくて更に薄いレンズが開発され、直径五・五ミリのレンズを半分に折りたたんで、三、二ミリの創口から、眼内に移植することが可能となりました。レンズ移植後は粘弾性物質を洗い流し、ＢＳＳで眼圧を整えてやるだけで、創口はピッタリとくっついてしまいますので、創口を縫う必要がなくなりました。

手術に要する時間は、一昔前のおよそ三分の一になりました。核の硬さにもよりますが、通常五分から七分程度で済みますので、患者さんの負担はずっと軽いものになりました。

以前は、白内障の手術は必ず入院で行っていましたが、手術が短時間で簡単に済むようになったため、日帰りで手術を受ける患者さんも増えてきています。三井記念病院では五年程前から日帰り手術を行ってきましたが、現在では四〇パーセント以上の患者さんが日帰りで手術を受けておられます。

【BSS】
Balanced Salt Solution の略。前房水と同じ電解質組成の溶液で、手術中、眼内を灌流するのに用いる

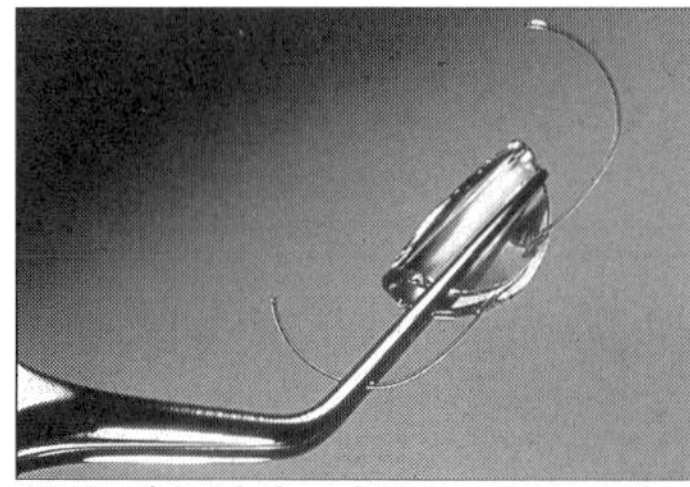
鑷子で折りたたまれたアクリル眼内レンズ

また入院期間も、以前は一週間でしたが、最近では手術の翌日に診察を受けて退院という、ごく短い入院となりました。

最良の手術を受けるために

今日では、昔と違い視力に不自由があれば、いつでも手術を受けることができます。白内障手術は決して痛いものでも、怖いものでもありませんので、不自由があれば、早期に手術をお受けになることをお勧めします。

平成四年四月から眼内レンズ移植を伴う白内障手術に、保険適応が認められるようになりました。従来に比べて大変安い費用で手術が受けられるようになりました。眼内レンズに保険が適応されなかった頃には、眼内レンズだけで、十万円から二十万円近くの実費負担がありましたが、現在では保険適応となったため、大変小さな経済的負担で済むようになりました。そのため昨今、どこの病院にも白内障手術を希望される患者さんが殺到しています。

特に白内障手術で実績のある有名な病院では、手術の申し込みをしてから実際の手術までに、半年近くも待たなくてはならないという状態です。

白内障では特殊な場合を除いては、ある日突然失明してしまうことはまずありません。ご不自由とは思いますが、手術までの間は、進行予防の目薬を点眼

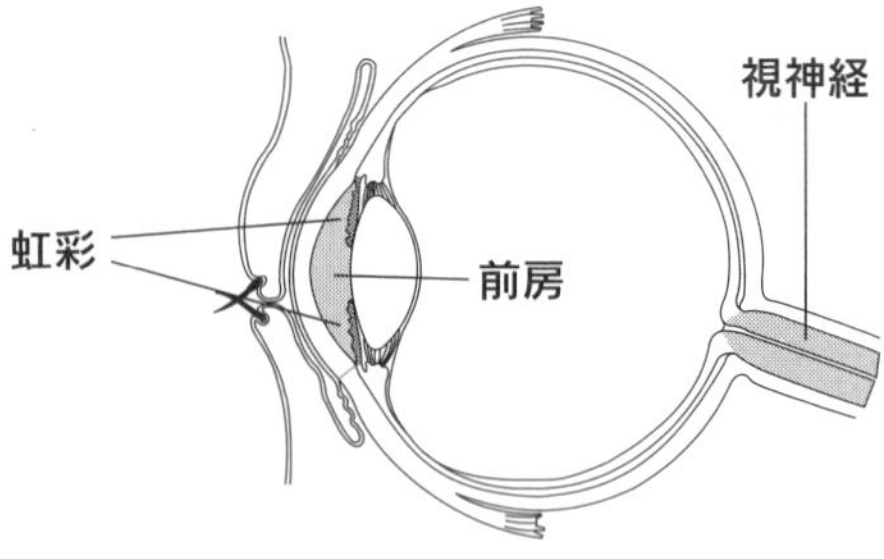

しながらお待ちいただくことになります。

しかしごくまれですが、失明につながる白内障もありますので注意は必要です。それは「閉塞隅角緑内障《へいそくぐうかくりょくないしょう》」の眼に生じた白内障で、白内障の進行とともに前房が徐々に浅くなり、「緑内障」の急性発作を起こすケースです。

また白内障が非常に進行して、水晶体が眼内で融解してしまい、「ぶどう膜炎」を起こして眼圧が上昇し、「併発緑内障《へいはつりょくないしょう》」によって失明するケースもまれにあります。

緑内障や白内障の診断がついているのにもかかわらず、通院を怠り、長期間放置した結果、こうした惨事に至るケースがありうるのです。白内障の手術をしようという患者さんは、自分なりに病気に対して問題意識を持っておられるからよいのですが、問題なのは病識のない患者さんです。病院に行くと「あなたの眼は白内障が進行しているので、緑内障の発作を起こす前に、早く手術をした方がいいですヨ」といわれているのに、「手術は恐いからしたくない」「今のところ何とか視力には不自由はないし、眼は痛くないから放っておこう……」などと考えていると、急性発作に見舞われることがあります。

「緑内障」の発作を起こしたら、緊急入院で手術となりますが、このような状況下での手術結果は惨憺たるものになるでしょう。角膜は高眼圧のために白く濁り、眼の中がよく見えませんから、眼内レンズを移植する手術はまず困難です。

また、視神経の方も眼圧でやられてしまっていますから、視野欠損を残したり、あるいは視力そのものが戻らないことすらあります。

家族や兄弟で「緑内障」の急性発作を起こしたことのある人、あるいは前房が浅いためレーザー光線で虹彩に孔を開ける処置（レーザーイリドトミー）を受けた人、ピロカルピンの点眼薬を処方されている人などは要注意です。白内障が進んできたら必ず定期的な診察を受けて下さい。

またそうでない人も、手術の申し込みをしたからといって安心しないで、手術までの間は定期的に眼科を受診し、眼の状態を診てもらって下さい。

私たちも面識のない患者さんに突然手術室でお目にかかり、緊張しながら手術するよりは、外来でいつも顔を見ていて、気心の知れた患者さんを手術するほうが、ずっと楽に手術をして差し上げられます。

術中の患者さんの血圧も、初対面の方に比べて、面識のある患者さんのほうがずっと落ち着いていて、患者さん自身もリラックスしておられるのが判ります。

【ピロカルピン】
アメリカ産ミカン科の植物ヤボランジの葉に含まれているアルカロイド。瞳を縮小させる作用があるので緑内障の治療に用いられる

手術後の注意事項

昔の白内障手術に比べて、現在の白内障手術では切開創が非常に小さくなりました。そのため、術後の炎症も軽くなり、乱視が生じにくく、術後早期から

良好な視力が得られるようになりました。

大きな切開創から白内障の手術をした後に創口を縫わなかった時代には、創口が固まるまで何週間も、「砂嚢」で頭を固定して、じっと上を向いたまま寝ていなくてはなりませんでした。

ところが今では、術後一時間程度安静にしていただければ、すぐにトイレへ歩いて行くことも、食事をすることも可能となりました。あまり体の負担にならないような仕事であれば、手術の翌日からでも復帰することもできます。

三井記念病院の元の外科部長の先生は、午前中外来診療をした後、午後から手術を受け、翌日にはもう手術場で手術をしていました。

しかし、見えるようになったからといって油断は禁物です。術後に守らなくてはならない注意事項がいくつかあります。

◆感染症の予防

まず、最も恐ろしいのが術後の感染症です。手足の傷の感染症であれば、抗生物質がよく効いてすぐに治りますが、眼球には「血液眼球関門《けつえきがんきゅうかんもん》」といって、やたらに薬剤が眼球内に入らないようにしているバリアーが存在します。そのためにいったん、眼球内に細菌が入って増殖しだすと、抗生物質を投与しても、なかなか薬が効かないのです。最悪の場合は「全眼球炎《ぜんがんきゅうえん》」に至り、失明することすらあります。

ですから、創口の表面が固まるまでの一～二週間程度は、顔をザブザブ洗うことは控えて下さい。水道の水はきれいとはいえ、無菌的ではありません。しかも、顔の表面には無数の雑菌が存在しています。入浴やシャワーは問題ありませんが、眼の中に汗や水が入らないように注意が必要です。

入浴の度に水泳用のゴーグルをするという元水泳選手の患者さんがいましたが、そこまではしないまでも細心の注意は必要です。なお、風呂あがりには、念のため抗生剤の点眼をしておきましょう。

◆傷口はいたわって

創口は非常に弱いですから、眼をこすったり、押さえたりすることは厳禁です。それに、あまり重たい物をふんばって持ち上げることもよくありません。最近は術後に乱視を作らないために、三、二ミリという小さい創口から手術を行い、創口をまったく縫っていません。縫わなくても創口が開かないように、眼圧が上がると創がより強く閉じるような構造の切開を行っていますが、術直後に目をこするような力を加えると、この「自己閉鎖創」も開いてしまうことがありえます。

いくら注意していても、不慮の事故は起こるもので、タンスの上に積み上げた荷物を取ろうとして、落ちてきた箱が眼球を直撃したとか、お孫さんの投げたオモチャが眼に当たって虹彩が飛び出したという症例に、年に一人くらいの割合で遭遇します。

ケガの軽い場合は、虹彩が創口から頭を出す程度でおさまりますが、ひどい場合は、眼内レンズまで飛び出てしまったという報告もあります。とにかく大切な眼です。術後はぶつけないよう十分いたわって下さい。

眼をいたわるというと、「物を見てはいけませんか」と尋ねる方がおられます。物を見ることは一向にかまいませんので、テレビでも新聞でも存分にご覧になって下さい。

◆術後のメガネ

眼内レンズの度数を遠方に合わせた場合、そのままでは手元にピントは合いませんので、最終的なメガネを作るまでは、以前に使っていた老眼鏡をかけるか、拡大鏡を使ってご覧になって下さい。今まで近視で、白内障術後も近視になるように眼内レンズの度数を合わせられた方は、とりあえず今までのメガネを使っていただいても結構です。

度数の合わないメガネをかけると、眼に悪いのではないかと心配される方がおられますが、完全には見えないまでも害はありません。もし、術後乱視が落ち着くまでの、一～二カ月間待てないようであれば、とりあえず仮のメガネを調製されても結構です。

ただし、手術直後は創口の治癒に伴い、メガネの度数はどんどん変化しますので、すぐに見づらくなったからといって、メガネ屋さんを責めるのは酷というものです。最終的なメガネは、術後三カ月程してから調節したらよいでしょう。

また、術後、光がとても眩《まぶ》しく感じられる方は、とりあえず、度の入っていないサングラスをかけておいて下さい。メガネを作る際、レンズに色を入れても結構です。色は最も楽に見える色なら何色でもかまいませんが、術前の水晶体の色調を考慮すると、黄色～褐色が自然かも知れません。

◆点眼薬

目薬は術後、約二～三カ月間は使っていただきます。点眼薬の内容は化膿止めの「抗生物質」と、炎症を抑える「ステロイド」ならびに、術後の炎症によって虹彩と眼内レンズが癒着するのを予防するための軽い「散瞳薬《さんどうやく》」です。散瞳薬は昼間入れると瞳が開いて、見づらくなってしまいますので、夜寝る前に、一回だけ点眼してもらいます。

点眼薬は、炎症の状態や乱視の状況を診ながら適宜変更しますので、医師の指示に従って、種類や回数を正しく守って使用して下さい。

何種類かの点眼薬を同時につけるときには、薬の順番はどれが先でも結構ですが、一種類を点眼したら数分間をおいてから、次の薬を点眼するようにして下さい。続けざまに点眼してしまうと、先に点眼した薬が流されて、効果が半減します。

また、点眼の前にはよく手を洗い、点眼瓶《てんがんびん》の先端が睫毛《まつげ》や皮膚に触れないようにに注意しましょう。瓶《びん》に触れると、点眼液が雑菌で汚染されてしまう危険性があります。

使わない分の点眼薬は、冷蔵庫に保存しておくとよいでしょう。また一度封を切った目薬はいつまでも使用せずに、古くなったら新しいものを使って下さい。

点眼瓶に記されている有効期限は封を開けなかった場合の期限で、開けた場合には術直後の点眼の場合は、せいぜい二週間と考えて下さい。

術後の通院間隔は、退院後一週、二週、一カ月、二カ月、三カ月後と次第に間を開けますが、眼内の炎症の程度によって受診期間は変わりますので、主治医の指示に従って下さい。

メガネができてすっかり落ち着いても、手術をしている眼のことですから、少なくとも年に一度は定期検診が必要です。

自分の誕生日は忘れることがないでしょうから、誕生日が来たら眼科を受診するというように決めておいてもよいかも知れません。

手術後の視力低下

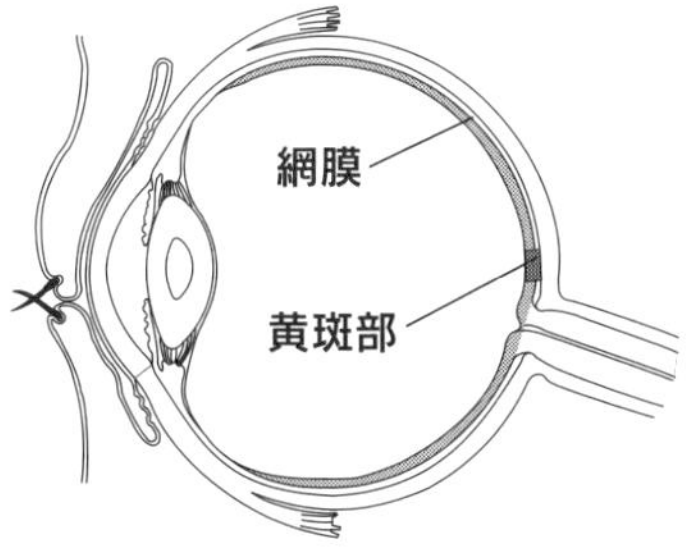

黄斑浮腫《おうはんふしゅ》

白内障を手術したのに、再び視力が落ちてしまうことが、ごくまれにあります。原因としては、ひとつは手術後の炎症が網膜に及び、「嚢胞状黄斑浮腫《のうほうじょうおうはんふしゅ》（ＣＭＥ）」といって、網膜の中でも最も視力のよい黄斑部が腫れ上がってしまう場合です。

早いうちに副腎皮質ステロイド剤を内服していただくと、後遺症を残さずきれいに治癒して、もとどおりの視力を回復できますが、治療が遅れると視力が十分に回復しない場合があります。ＣＭＥは術後、比較的早期に起こりますので、術後二～三カ月以内は特に注意が必要です。

こうした症状を早期に発見するために、一日に一回でいいですから、手術をしたほうの眼で決まった物を見る習慣をつけて下さい。窓の外の遠くの看板でも、壁のポスターの小さな文字でも結構です。いつも見慣れているものが見えなかったら、異常です。

両眼で見ていると、こうした異常に気づかないことが多いのですが、片眼ず

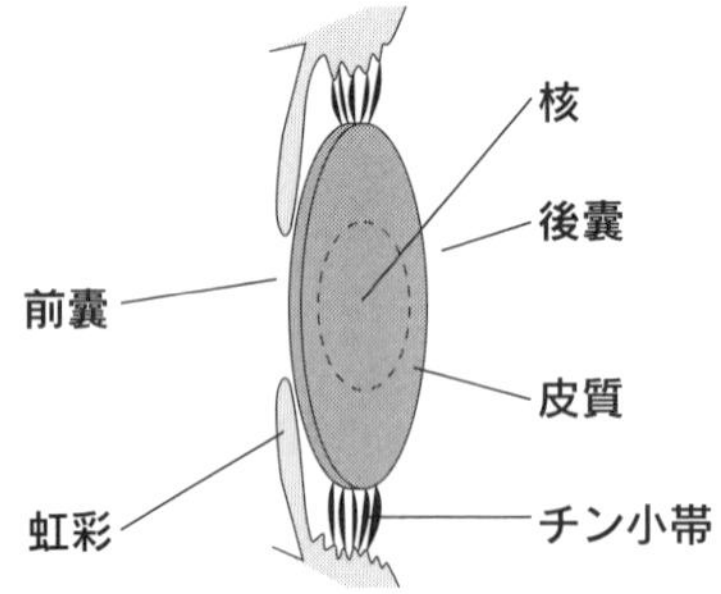

つ見れば、視力低下にいち早く気付くことができます。

後発白内障《こうはつはくないしょう》

白内障の手術後で、視力が低下するもう一つの原因に、「後発白内障」があります。白内障を手術したのに、また白内障などとはけしからんと怒らないで下さい。「後発白内障」は、水晶体を嚢ごとすべて摘出していた「水晶体全摘術」の時代には起こりませんでした。

なぜなら、この白内障は眼内レンズを移植する際の支えとして、眼内に残した水晶体の「後嚢」に生ずる白内障だからです。手術後しばらくすると、この嚢に淡い濁りが出てくることがあります。

これは、嚢の内側に存在する水晶体上皮細胞《すいしょうたいじょうひさいぼう》が、分裂増殖して濁るものです。水晶体上皮細胞は、白内障手術の際に注意して十分取り除こうとしても、眼に見えない小さな細胞を一つ残らず除去することは不可能です。そのため時間が経つと、取り残した細胞が再び増殖してきて、透明な嚢を混濁させてしまうわけです。

水晶体上皮細胞の増殖は、細胞の活きのよい若い患者さんの術後によく起こります。「アトピー性白内障」で二十代で手術をした例では時々見受けられます。

水晶体上皮細胞の増殖を抑えるために、眼内レンズのデザインを工夫して、後囊に接するレンズの後面を、凸型にしたレンズが今日の主流となっています。また眼内レンズの素材によっても後発白内障の頻度は違ってきます。三井記念病院で最近主に使っているアクリル製の眼内レンズの場合、移植した三、〇〇〇例のうち、三年間の経過で、後発白内障をきたしてレーザー治療を行ったのはわずかに十八例だけでした。

「後発白内障」の主たる症状は視力低下です。

水晶体上皮細胞の増殖はゆっくりと進行しますから、視力低下も徐々に起こります。

術後、定期的に検診を受けていれば、視力検査で視力の低下はわかりますし、細隙灯顕微鏡検査《さいげきとうけんびきょうけんさ》で、後囊の混濁も容易に発見されます。「後発白内障」は、手術後一年以上過ぎて、検診を忘れたころに生ずることが多いのです。

手術直後はよく見えていたのに、再び見えづらくなって、白内障が始まったころと同じような「かすみ」や「まぶしさ」の症状があるようでしたら、「後発白内障」になっている可能性が大です。すぐに手術を受けた眼科を受診したほうがよいでしょう。

「手術はもうご免だ」という方がおられるかもしれませんが、心配は無用です。これまで「後発白内障」の手術は、「切囊術《せつのうじゅつ》」といって、外科的にメスを入れて混濁した後囊を切開していましたが、最近は医療用レーザーの進歩で、メスを加えることなくレーザー光線を使って混濁した後嚢に小さな孔を開け、光の通り道をつくることが可能になりました。治療も、ものの五分もかからずに終わります。それに後嚢には神経がありませんから、いくらレーザーで孔を開けても全く痛みはありません。

眼科の手術にはいろいろありますが、レーザーによる「後嚢切開術」ほど劇的なものはないでしょう。進行した「後発白内障」で、数分前まで〇・一そこその視力しかなかった患者さんが、レーザー治療を終えた途端、一・五まで視力を回復するのですから、まさに劇的です。ですから、患者さんの喜びもひときわです。しかも、一度後嚢に孔をあけてしまえば、もはや光の透過を妨げるものは何もありませんので、二度と「後発白内障」になることはありません。

眼内レンズの偏位《へんい》

白内障を手術したのに、しばらくして見えづらくなるケースに、ごくまれですが、眼の中で眼内レンズの位置がずれてしまう「レンズ偏位」という現象があります。

最近はレンズ偏位が起きないように、裂け目のない連続した「前嚢切開（CCC）」を行い、水晶体の嚢の中に完全に眼内レンズを収めるという術式がとられるようになりましたので、めったに見ることはなくなりました。ごくまれに昔の術式で手術をされた患者さんで偏位をきたした方に遭遇します。

不幸にしてレンズ偏位が起こった場合には、手術的にレンズの位置の修正を行うことが必要となります。レンズ偏位を起こした眼内レンズは、嚢の収縮に伴い、レンズの支持部が変形している場合が往々にしてあるため、多くの場合、眼内レンズを新たなものと交換する必要があります。

この場合、最初の白内障手術と同様に、眼内レンズの摘出と再挿入に十分な切開創をつくらねばなりませんので、再び術後乱視の問題も生じてきます。このような事態に至らないように、手術を受けた直後には、重い物を無理して持ち上げたり、眼をこするといったことは避けなければなりません。

他の病気で起こる白内障

糖尿病による白内障

「糖尿病」は単に血糖が高いだけではなく、「糖尿病性神経症《とうにょうびょうせいしんけいしょう》」、「腎症《じんしょう》」、

「網膜症《もうまくしょう》」とさまざまな恐ろしい合併症をひき起こす疾患です。また血糖のコントロールが悪いと、年齢の若いうちから白内障を併発することがあります。高血糖という特殊な状態が水晶体の代謝環境を変え、老人性の白内障とはまた別のメカニズムによって白内障がひき起こされます。これを「糖尿病性白内障《とうにょうびょうせいはくないしょう》」と呼びます。

ここで注意しなくてはならないのは、糖尿病による視力低下のすべてが、白内障によるものではないという点です。すなわち、進行した糖尿病では網膜に出血を起こしたり、網膜の中でも、特に視力の良い黄斑部に「黄斑浮腫《おうはんふしゅ》」といって、網膜にむくみを生じて視力低下をきたすことがあります。

白内障だけなら、これを取り除けば良い視力が得られるのですが、「糖尿病性網膜症《とうにょうびょうせいもうまくしょう》」を併発している場合には、白内障の手術だけでは視力が回復しません。

そればかりか、術後の炎症でかえって視力を落としてしまうことすらあるのです。

◆手術をうけるためには全身管理が必要

糖尿病をもつ患者さんの手術の場合、年齢、糖尿病歴、手術の時点での血糖のコントロール状況、インスリン使用の有無、網膜症の程度などさまざまな要因を考慮した上で、手術適応を決める必要があります。あまりに血糖のコントロールが悪い場合は、いくら視力が悪くても、十分に血糖が落ち着くまでは、手術を延期することがあります。

糖尿病の全身管理は、眼科医だけではできませんので、内科医と綿密に連絡を取りながら、手術時期を決め、術後も厳密な血糖コントロールを行います。糖尿病の専門医のいる私たちの病院では、手術当日のインスリンの量から、食事内容まで細かい打ち合わせを行った上で、万全の体制で手術にのぞみます。

また、腎不全で透析中の患者さんの場合には、透析の専門医に腎機能を評価してもらい、使用する薬剤の量を調節し、透析も手術日程に合わせて行うようにして、全身的な負担を軽減するよう努めています。

よく糖尿病だから白内障の手術はできないとか、透析をしているから眼内レンズが入れられないといわれたという患者さんに遭遇しますが、糖尿病だからといって決して手術ができないわけではありません。血糖のコントロールが良くなれば、いつでも手術はできますし、「糖尿病性網膜症《とうにょうびょうせいもうまくしょう》」が軽ければ、眼内レンズを移植することも可能なのです。

ただ、ここで大切なことは、手術が終わったからといって、決して気を許さないこと。術後もしっかりと血糖管理を行い、定期的な眼底検査を怠らないことが大切です。術後の血糖管理が悪いと、せっかく白内障手術で視力を回復しても、網膜症が悪化して、眼底出血で視力を落とすことになるからです。

糖尿病の白内障手術はむずかしいからと、合併症を恐れていていよいよ見えなくなるまで、手術を延ばす風潮が以前はありました。しかし、超音波を使って小さな創口から侵襲（ダメージ）の少ない白内障手術が行えるようになった今日では、血糖と「網膜症」のコントロールが十分できていれば、糖尿病の白内障手術は決して恐れるものではありません。

むしろ、白内障が進みすぎて眼底検査が不十分になり、網膜症に対する治療が遅れたり、核の硬化が進みすぎて、大きく眼を切る「嚢外摘出術《のうがいてきしゅつじゅつ》」でないと手術ができなくなって、術後の炎症によるさまざまな合併症をつくることのほうが問題です。

糖尿病のような、全身的な合併症をもつ患者さんの白内障手術は、行う手術内容こそ同じですが、より短時間で、きれいな手術を行う必要があります。また、全身状態をしっかり管理してくれる内科医の応援なくしては、安全な手術を行うことはできません。

糖尿病の方は必ず設備の整った総合病院で、精密検査を受けた上で、綿密な全身管理のもとに手術をお受けになることをお勧めします。

アトピー性白内障

◆若年に多く、急速に視力が低下

花粉症、喘息、アトピーとアレルギー性疾患が増えています。アトピーは眼科的にもいろいろな合併症を起こすことが知られていますが、中でも「白内障」と「網膜剥離《もうまくはくり》」は二大合併症として有名です。

白内障はその多くが、年を取ってから生ずる「老人性白内障」ですが、アトピー性の白内障の場合は、十歳代、二十歳代の若いうちに始まります。アトピーに起こる白内障の特徴は、多くが「後嚢下白内障《こうのうかはくないしょう》」といって水晶体を包む「嚢」という薄い透明な膜の直下に濁りが生ずるタイプです。「後嚢下白内障」は水晶体の周辺部から混濁が始まる「皮質白内障」と違い、水晶体の中央部から混濁が始まりますので、白内障のごく初期から自覚症状が出てきます。

混濁が軽い時は、明るいところで光がハレーションを起こしてとても眩《まぶ》しく感じられたり、車を運転する人では、対向車のヘッドライトが眩しくて夜間の運転に困難を感ずることもあります。

更に白内障が進むと、視力低下をきたしますが、一般の老人性白内障に比べて、視力低下が急速に進行するのが特徴です。中には一・五あった視力が半年間で、手動弁《しゅどうべん》（眼の前で手が動いているのがやっと判る程度の視力）まで低下してしまうという例すらあります。

◆若い患者に眼内レンズを移植する難しさ

治療は老人性白内障と同じで、進行した例では手術が必要になります。手術の対象となる患者さんの年齢が若いため、眼内レンズを移植すると、年を取るにつれて、眼内レンズが眼内で劣化してしまうのではないかという杞憂《きゆう》が一昔前まではありました。

また、後でお話しする「アトピー性網膜剝離」の合併症もありうることから、以前には白内障の手術を行っても眼内レンズを移植しませんでした。

しかし、実際問題としてアトピーの方は、「アレルギー性結膜炎」や「ドライアイ」を併発していることが多く、術後のコンタクトレンズ装用が困難なことがよくあります。また、眼内における眼内レンズの寿命は半永久的であることが確認されて、最近ではアトピー性白内障の手術の際にも、積極的に眼内レンズを移植するようになりました。

ただし若い人の白内障手術には、高齢者の手術とはまた別の問題があります。そのひとつが、「調節」の問題です。老人性白内障で手術を受ける年齢の患者さんは、そのほとんどが老視（老眼）になっていて調節力がありません。

調節力とは、近くの物や遠くの物に自由自在にピントを合わせて物を見る力のことですが、年を取るとその調節力が衰えて、手元の細かい文字を読むときには、老眼鏡（近用眼鏡）をかける必要が出てきます。すでに老眼になって、老眼鏡に慣れている人には、白内障の術後、眼内レンズの焦点を遠方に合わせておいて、読書の際に老眼鏡をかけることは、まったく苦ではありません。

ところが、今まで、十分な調節力のあった若い人が、白内障の手術を受けて、完全な正視となると、この老眼の問題がクローズアップされることになります。

若い人が、白内障手術を受けて、眼内レンズの度数を遠方に合わせた場合、遠方はまったく問題なく見えますし、中には新聞程度はそのまま読めてしまう人もいますが、辞書のような細かい文字を読もうと思うと、近用のメガネが必要になります。

また、術前より近眼であった人には、術後の眼内レンズの度数も近眼になるように、移植する眼内レンズの度数を調節しますが、近眼になった場合には、辞書の文字はメガネなしでそのまま読めても、遠方を見る場合にはメガネが必要となります。近くも遠くも自由自在に見たいという場合には、遠近両用のメガネをかけることになります。

こうした調節の問題を十分理解していないと、術前に〇・一だった視力が、一・五まで回復しても、何となく昔とは違う違和感を感じてしまうことがあるわけです。

◆遠近両用の眼内レンズ

以上は若い人に単焦点の眼内レンズを移植した場合の話ですが、最近ではこうした調節の問題を解決する新たな眼内レンズも登場しました。これは遠近両用の眼内レンズ（多焦点眼内レンズ）で、眼内レンズ自体に遠くと近くに焦点を合わせるレンズが組み込まれているため、メガネの助けなしで、手術前の若い時の眼のように近くも遠くも見ることが出来るわけです。

しかし多焦点眼内レンズにもまったく問題がないわけではなく、最終的な矯正視力が従来の単焦点眼内レンズに劣るという欠点があります。たとえば、単焦点眼内レンズでは矯正一・五の視力が得られるところが、多焦点眼内レンズでは一・〇から一・二にとどまるということがあります。メガネで最大限の視力を得るか、メガネなくして遠近ともに見ることの便利さを取るか、ここは迷うところです。

◆アトピー性網膜剥離

アトピーの眼合併症で、最も恐ろしいのが網膜剥離です。網膜剥離に関しては、本書の別の項目で詳しく述べられていますが、眼科の疾患の中でも失明につながる最も厄介な疾患のひとつです。

アトピーで、視力が出にくいのは白内障のためだとばかり思っていたら、網膜剥離になっていたという患者さんもいます。

アトピーの網膜剥離は、網膜のすごく端のほうに小さな孔ができて起こることが多く、白内障のために眼底が検査しにくく、発見が遅れるということもあります。

網膜剥離は白内障の手術後に発生することもありますので、白内障手術で視力を回復したからといって安心せずに、定期的な眼底検査を受けて、網膜剥離を早期に発見することが必要です。

3 緑内障（青そこひ）

緑内障の分類

「緑内障《りょくないしょう》」にはさまざまな病型があり、一言で定義するのは難しいのですが、眼が正常機能を保てる「適正な眼圧」以上の眼圧のために、視神経が障害され視野が欠けてくる病気といえます。

統計的には正常な眼圧値は一〇～二一mmHgとされていますが、「適正な眼圧」は個々で異なり、眼圧が二二以上でも視神経は正常である「高眼圧症《こうがんあつしょう》」の人や眼圧が二一以下でも視神経が侵され、視野が欠損してくる「正常眼圧緑内障《せいじょうがんあつりょくないしょう》」の人がいるのです。

眼の中には「房水《ぼうすい》」という、いわば眼の栄養液が循環しています。「毛様体《もうようたい》」で作られる房水の量と、「隅角《ぐうかく》」(角膜の内側の周辺部と虹彩の付け根の部分でできているカド)の網の目から排出される房水の量とのバランスで、だいたいの眼圧がきまります。排水孔である隅角が狭すぎても、その奥の下水管のフィルターの網目がつまりやすくなっても、房水はスムーズに眼の外へ出られなくなり眼圧は上昇します。

緑内障を大まかに分類する場合、この隅角の形態の違いでタイプ分けします。

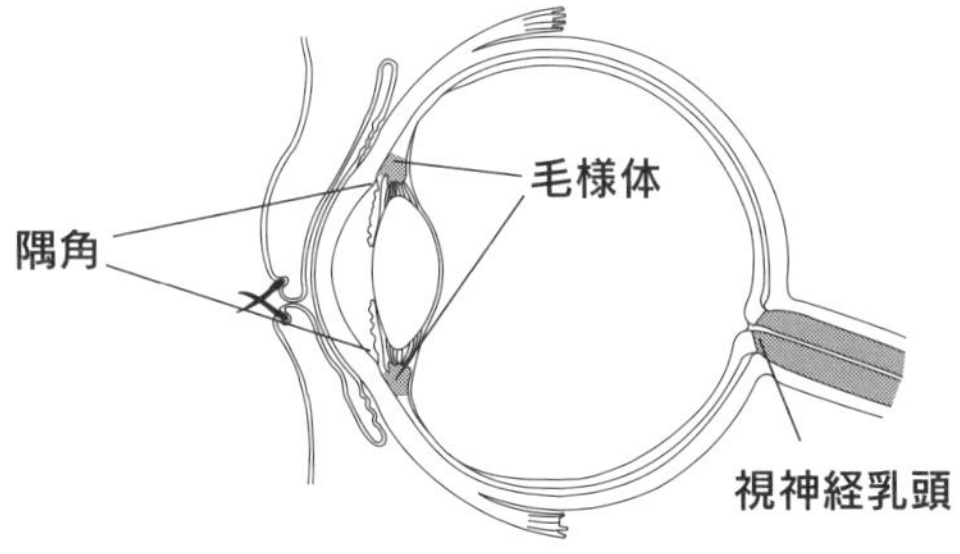

どのタイプでも、治療をしないまま放置すると、最悪の場合には失明にいたることもあります。いかなる病気も早期発見、早期治療にこしたことはないのですが、多くの緑内障は末期になるまで自覚症状がでないことが多く、それが特にあてはまります。

開放隅角緑内障《かいほうぐうかくりょくないしょう》

排水孔である隅角はひらいており、下水管のフィルターの網目がつまりやすいため眼圧上昇がおこる緑内障です。四十歳以上の近視の人に多くみられます。

眼圧の測定には、現在ではおもに眼の表面に気体をあてたり、表面麻酔をして角膜を染色して測定する圧平式《あっぺいしき》（アプラネーション）が用いられます。緊張しすぎてまぶたに力がはいりすぎますと、正確な数値はでてきません。

眼圧の値は、日常生活では体調や血圧に左右されることはほとんどありませんが、一日の中で変動があります。緑内障の人は、その差が大きいことが特徴です。

どのタイプの緑内障もそうですが、自然に治るということはないといってよく、無治療は最悪の事態を招いてしまいます。何時間も待たされたあげく、「眼圧は正常ですね」のひと言で数分の診察時間が終わってしまっては腹も立つでしょうが、糖尿病の血糖と同じく、眼圧も良好なコントロールが必要で、結局、それが緑内障にたいする最良の治療法なのです。

一般的な治療はまず点眼を行い、効果が不十分のときは内服を併用します。それでも不十分の時は手術が必要になります。

緑内障の治療は一時的に眼圧を下げることが目的ではなく、生涯にわたる眼圧の正常化が目的です。ですから現在は、内服で眼圧が下がっているといっても、副作用を我慢して内服していたのでは、生涯続けられるかどうか疑問です。また自己判断で内服したり、しなかったりすると、かえって医師の判断を誤らせるもとになります。

現在の緑内障手術の成績は、大変良くなっていますので、長期間耐えられる程度の薬物療法で眼圧が下がらなければ、手術することをお勧めします。

原《げん》発《ぱつ》閉《へい》塞《そく》隅《ぐう》角《かく》緑《りょく》内《ない》障《しょう》

中年以降で、自分は眼が良いと思っている、やや遠視ぎみの方に多く、男性よりも女性に多いのが特徴です。このタイプの緑内障を起こす方は、生れつき眼球が小さく、房水を排出する排水孔の部分が狭い構造をしています。正常の方でも、加齢とともに排水口は少しずつ狭くなる傾向にあります。

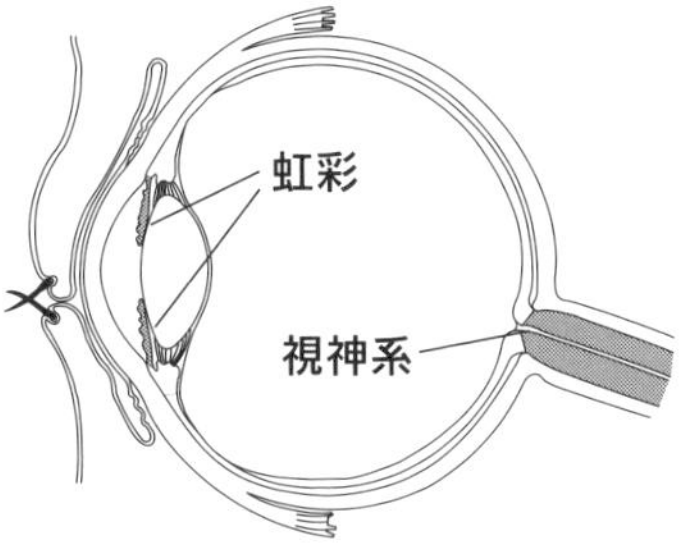

ところが、もともと排水孔が狭い「原発閉塞隅角緑内障」の眼では、加齢とともに排水孔が閉じやすくなってしまうのです。

この排水孔が急に閉じ、眼の中に房水がたまり、眼の中の圧力（眼圧）が上がった状態が「急性緑内障発作《きゅうせいりょくないしょうほっさ》」です。急に眼が痛くなって、電球のまわりに虹が見えたり、かすんだりするほか、頭痛や吐き気をともなうこともあります。放置すれば眼圧で視神経が圧迫され、ひどい場合には、一晩で失明する恐ろしい病気です。

治療法としては通常、排水孔を閉じる原因となる茶目（虹彩）に穴を開ける手術が行なわれます。手術は現在、レーザー光線を使った術式が広く行なわれており、入院の必要はなく、点眼麻酔だけで痛みもなく、合併症もほとんどありません。また、将来発作を起こすことが予想される眼の方も、この方法で発作を予防することができます。

発作がひどかったり、過去に軽い発作を繰返していた例では、排水孔だけでなく、その奥の下水管の部分も障害されている場合があり、虹彩に穴を開けて眼圧が一時的に下がっても、徐々に下水管が目詰まりして慢性型の「緑内障」になる場合もありますから、手術後も定期検査をすることが大切です。

発作を起こした眼の反対側は、一般的には同じ構造をしていますので、発作を起こす危険が大きいといえます。

点眼治療をしていても、五年以内に五〇パーセント以上が発作を起こしたとの報告もあります。ですから片眼に発作を起こした方は、予防的に、残った眼にも虹彩に穴を開ける手術を受けることが必要で、そうすれば発作を起こす可能性はほとんどゼロといえます。

正常眼圧緑内障《せいじょうがんあつりょくないしょう》

眼圧は統計的には正常範囲内ですが、視神経が侵されてくるのが「正常眼圧緑内障」です。

現在、広くいわれている原因は、視神経が生れつき弱い、または視神経の循環に異常がある、あるいは加齢とともに弱くなって、視神経が潰れるのだということです。注意しなければならないのは、眼圧はいつも一定ではなく、時間や季節によっても変動することで、「正常眼圧緑内障」と診断された方でも、よく調べると一日の中で眼圧の高い時間があり、普通の「緑内障」であったという場合も少なくありません。

ですから診断に当っては、夜中も含めて一日中の眼圧を測定することが大切で、さらに季節を変えて検査を行なう必要があります。

また、なかには過去にステロイドホルモン剤の点眼、内服や眼の炎症、あるいは眼をぶつけたなどの外傷のために眼圧が上がっていた時期があり、気づかないうちに緑内障になって、現在は眼圧が下がっているという例もあります。

過去に眼圧が上がったことが原因であれば、眼圧が正常となっている現在では、それ以上の進行はほとんどないと考えられます。ですから、まず「正常眼圧緑内障」という診断を正確に下すことが大切です。

正常眼圧緑内障と診断された場合、治療法としては、視神経が耐えられる程度まで眼圧を下げることです。眼圧を正常の中でも低い値にすることによって、進行が阻止できたとの報告が多く見られます。

眼圧を下げる点眼療法で経過を見ながら、障害が進行する場合には、さらに眼圧を下げるための手術をまず片眼に行ないます。手術したほうの眼の視野障害が進行しないで、手術しないほうの眼の視野障害が進行するようであれば、そちらの眼にも手術をするという方法がとられています。

また、血管拡張剤《けっかんかくちょうざい》などの内服が視神経の抵抗力を強くするために有効との報告も多くあり、今後の研究成果が待たれます。

正常眼圧緑内障は眼圧が正常で、自覚症状がほとんどないことから発見が困難で、そのため従来は、緑内障の中でも「まれ」といわれていましたが、最近では検査技術の発達もあって、決して少なくないことが明らかになりました。高齢の方が増えたことも関係してか、むしろ増えているといわれています。

従って、これは緑内障に限りませんが、自覚症状がなくても、五十歳以上になれば、定期的に眼科で眼圧や眼底、視神経の検査をお受けになることをお勧めします。

COLUMN2

家庭でできる視野異常の診断

一般に緑内障では、中心部の視野、視力が比較的末期まで保たれることが多く、自覚症状が現れたころにはかなり末期の状態です。

そこで、簡単に家庭でも視野障害を自覚できる方法として、テレビを使う方法をご紹介しましょう。

家庭にあるテレビで、放送されていないチャンネルに現れる、白と黒の点滅した模様（放送終了後のザーザーした画面）を利用します。テレビのアンテナをはずしたほうが均質な点滅模様が得られます。

画面中央に、シールなどで直径五ミリ程度の、目印になるような点（固視点《こしてん》）を貼ります。二十一インチテレビの場合には、約三十センチ離れた距離から、片眼で（もう片眼はかくして）、三〜四秒間じっとその点だけを見ます。

この時、眼をきょろきょろさせてはいけません。画面の点滅模様が一様に見えないところ、たとえば、暗く見えたり、雲や水がかかって見えたり、まわりと違った部分、均等でない部分がないかどうかを調べます。

片眼ずつ交互にそれぞれ三回行ない、三回とも同じところに異常が感じられた場合、その均等に見えない部分が視野が「異常な部位」というわけです。

この検査で、わずかな異常であっても再現性があれば、それは視野が相当障害されているといえます。この検査で、中期以上の緑内障はほとんどが異常を自覚できます。

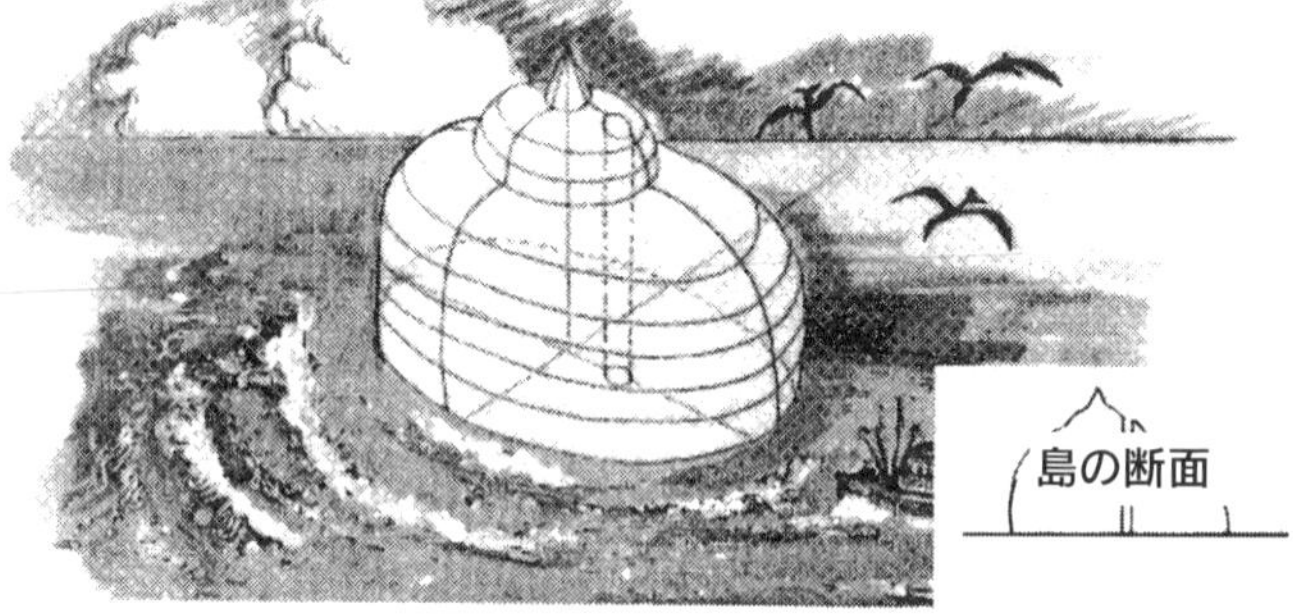

視野というものは上の図のように海抜0メートルの海上に浮いている一個の島と考えることができる。これは正常の右眼の視野である。尖った頂点は、もっともよく見える網膜の中心部の機能をあらわし、そのすぐ横の深い井戸はマリオット暗点（147頁参照）。

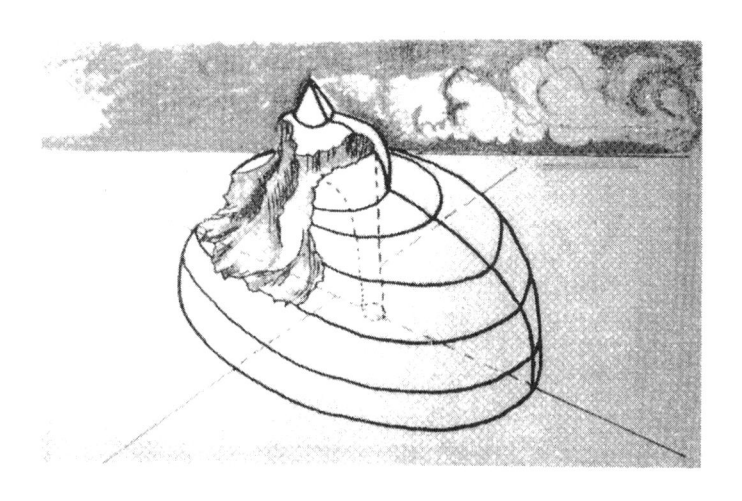

「緑内障」の初期の視野異常は、下の図のような島の「がけくずれ」である。初期の異常は自覚されない。普通自覚されないこの異常を、だれでも簡単に家庭で調べることができる。

ically or otherwise, without the prior written permission.

4 脳・神経の異常

脳・神経と眼のかかわり

なぜ見えるのか

私たちは、良い視力を得るために眼を動かしています。

ふつう、「眼が見えるから眼をよく動かす」と考えがちですが、実は反対で、「眼が動くからものがよく見える」のです。いいかえれば、視力があるから眼球運動が起こるのではなくて、眼球運動が起こるから視力が生じるのです。

一個の眼球には、六本の筋肉がついています。六本の筋肉が馬のたづなの働きをして、眼を好きな方向に動かすことが出来るのです。

眼を外上にひっぱる「上直筋《じょうちょくきん》」、外下にひっぱる「下直筋《かちょくきん》」、内側にひっぱる「内直筋《ないちょくきん》」、内上にひっぱる「下斜筋」の四本は、「動眼神経《どうがんしんけい》」という脳神経に支配されています。

また、眼を外側にひっぱる外直筋《がいちょくきん》は「外転神経《がいてんしんけい》」、眼を内下にひっぱる上斜筋《じょうしゃきん》は「滑車神経《かっしゃしんけい》」という脳神経に支配されています。

この脳神経である動眼神経、外転神経、滑車神経の三つは、大脳と脊髄《せきずい》のつなぎ目である「脳幹《のうかん》」というところから出発します。その出発点を「動眼神経核」、「外転神経核」、「滑車神経核」といいます。この部分は眼を動かす命令を神経に伝えるスウィッチです。

さて、このスウィッチが押されれば眼が動くわけですが、ここでひとつ注意しておかなければならないことがあります。

それは、私たちが眼をある目標に向けようとするときには、たった一度のジャンプで、まったく狂いがなく目標をつかまえることができるということです。なぜならスウィッチが押される前か、押されている間に、精密なコンピュータに相当する神経回路網で、眼球の速度や角度が精密に計算されるからです。

しかも私たちは眼を二個もっており、二個の眼は、必ず同時に同じ目標をつかまえなければなりません。つまり、視線は同じ目標へ向かなければならないということです。

◆ミサイルに似たしくみ

一つの視線を、狂いなく目標に命中させることは、ミサイルを目標に命中させるのにとてもよく似ています。実際、眼球運動を指令するプログラミングは、ミサイル操作のそれと似ており、二通りの方法があります。

一つは、ミサイルを発射する直前に、速度とか角度とかの計算を済ませてしまい、発射後からは速度や角度を変更できない、つまり制御がきかないプログ

ンピュータと眼筋（たずな）のつながり

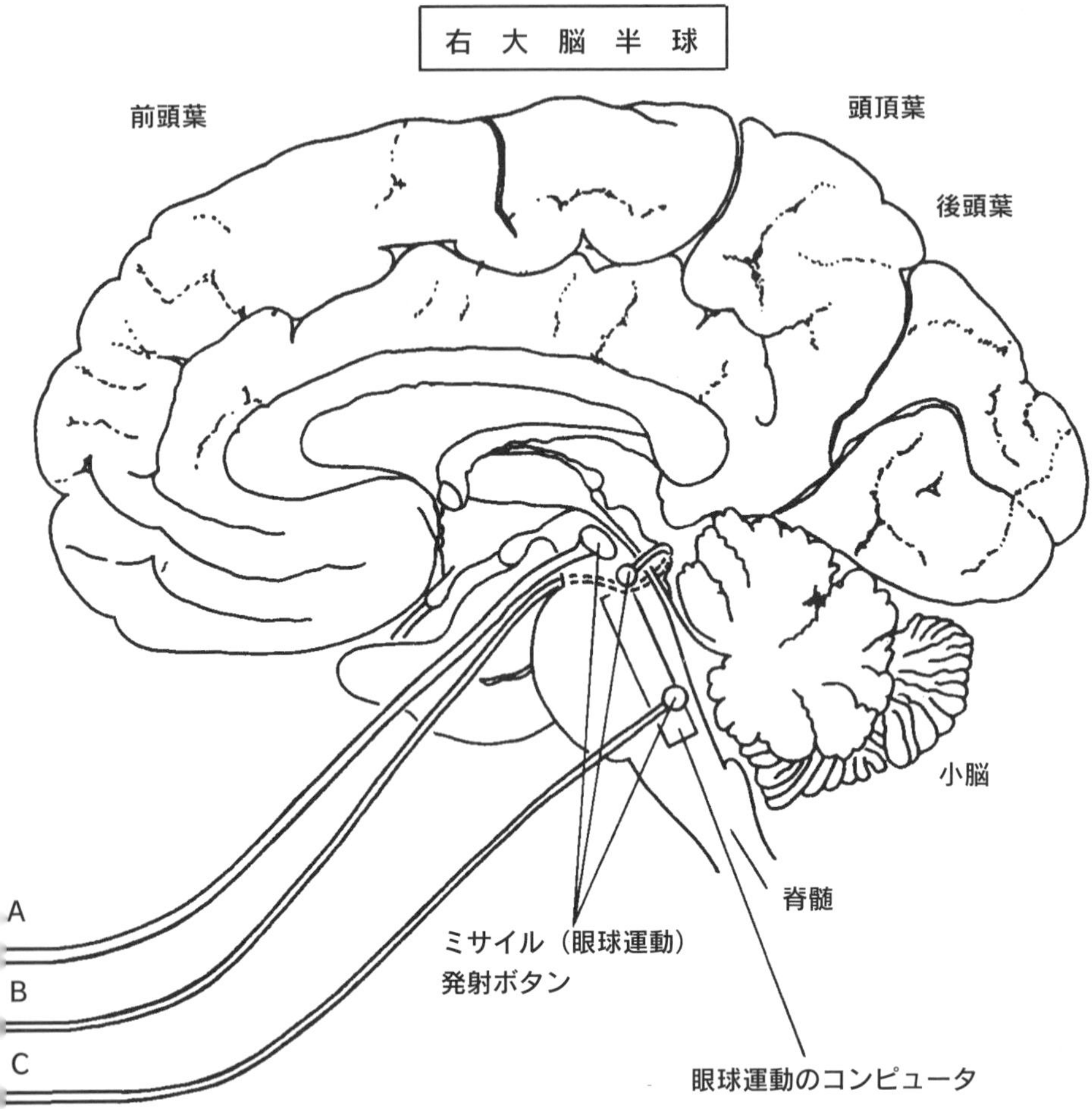

A：動眼神経
B：滑車神経
C：外転神経

大脳と脊髄のつなぎ目（脳幹）にある眼球運動

右　眼

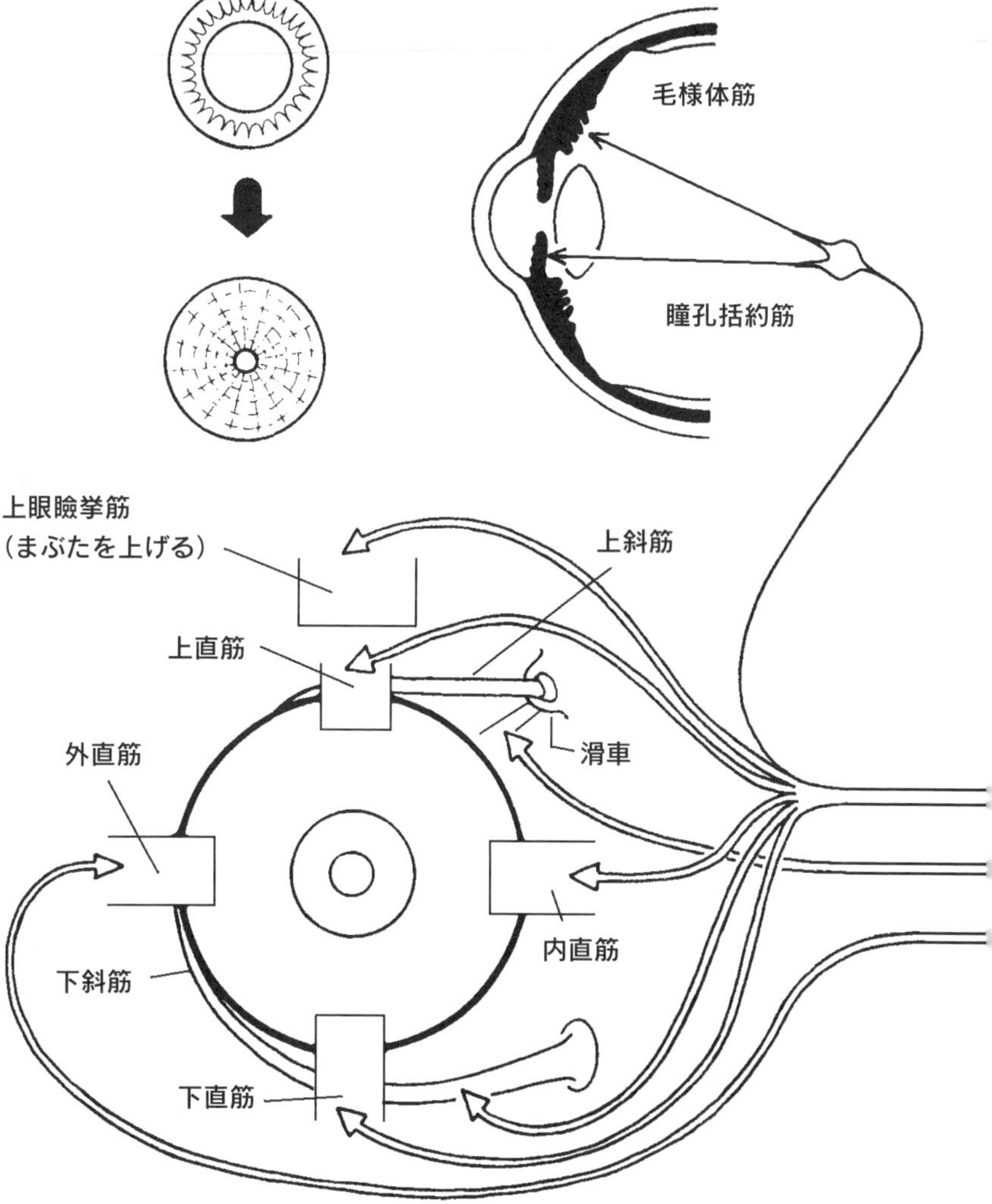

ラミングです。

これを「フィードバックなしの前向き制御系」といいます。

眼球運動でこれに相当するものが、「衝動性眼球運動《しょうどうせいがんきゅううんどう》」です。衝動性眼球運動は、見たいと思った目標へすばやく眼をジャンプさせる運動ですが、いったん動き始めると、もう止めることも、速度を変更することもできないという性質をもっています。しかし、目標にはピッタリ命中します。

ミサイルでいえば地上から打ち上げて、相手の地上の目標物に命中させる、「地対地ミサイル」ということになります。

もう一つは、ミサイルを発射させてから目標物を追跡していって、目標物に命中させるというプログラミングで、これを「フィードバック系」といいます。

眼球運動では、これを「滑動性追従運動《かつどうせいついじゅううんどう》」と呼んでいます。滑動性追従運動は、眼の前を動いていくものをジーっと追いかける眼の運動で、動きながら目標に合わせて、速度や角度を変更できる性質をもっています。

ミサイルでいえば、空を飛んでくる物体に対し、地上から打ち上げて追いかけさせ命中させる「地対空ミサイル」や、戦闘機から発射して飛んでいる敵機に命中させる「空対空ミサイル」です。

ミサイルの操作プログラムは、一発命中させればよいわけですが、それでも、気の遠くなるような複雑なコンピュータ回路を使っています。

ところが、眼球運動の複雑さは、ミサイルのコンピュータの比ではありません。なぜなら、二個の眼球の視線を、一個の目標に命中させなければならないからです。

そのコンピュータ、すなわち神経回路が「脳幹」にあります。それを動物は自然に、なにも考えずに日常使っているのです。脳の中の神経回路が、いかに精密なコンピュータであるかが、よくお判りいただけると思います。

眼とミサイルの違う点は、眼球運動は脳の神経回路によって制御され、ミサイルは、人間が作ったコンピュータによって制御されていることだけです。

イラクと多国籍軍との間でおこなわれた湾岸戦争で、地上戦に入る前に、二種類の異なったシステムのミサイル合戦が行われたことをご記憶でしょうか。

イラク側から飛んで来たスカッド・ミサイルは、地対地ミサイルで、打ち上げた後は制御できません。一方、それを迎え撃った多国籍軍のパトリオット・ミサイルは、飛んで来た敵のミサイルを追跡していって、空中で爆破する地対空ミサイル、つまり打ち上げた後、速度や姿勢制御ができるミサイルでした。

『フセインの衝動性眼球運動』と『多国籍軍の滑動性追従運動』が、ぶつかり合った戦いだったというわけです。

眼球運動の解説が、このような物騒な例えとなったのはちょっと深刻ですが、最新鋭の兵器にもおとらない人体の構造が、いくらかでも想像されたでしょうか。

視神経とは

人間が細菌より小さくなって、他人の体内に入ることができたら、その驚きはアメリカのスペースシャトルもはるかに及ばないでしょう。

こうしたSFの世界は、古くは「ミクロの決死圏」、最近では「インナースペース」という映画で、主人公が大活躍していたのをご記憶の方も多いと思います。絶対ありえないと思いつつも、ハラハラしながら見たものです。

そこで、眼の奥の視神経について、眼の奥に分け入ったつもりで話をすすめてみたいと思います。

視神経の直径は、せいぜい一・五ミリ程度です。

すべての物体から出た光は、まず「角膜《かくまく》」を通過します。それから、「水晶体《すいしょうたい》」、「硝子体《しょうしたい》」へぬけ、網膜の後方の中心である「黄斑部《おうはんぶ》」で像が結ばれます。それが視神経へ伝達され、眼の後側、つまり眼球の外へ出ていきます。

そして脳の中へ入った情報は、「神経線維《しんけいせんい》」を通って、頭の後ろの「後頭葉視覚領《こうとうようしかくりょう》」へ行き、さらに高次の中枢の「下部側頭葉皮質《かぶそくとうようひしつ》」、同時に「頭頂葉連合野《とうちょうようれんごうや》」へ連絡して正しい映像として判断され、最終的には「前頭葉《ぜんとうよう》」で行動が起こります。

ふだん、なにげなく読んでいる新聞の紙面なども、理解するのには実に多くの神経細胞を経由しているわけです。

眼科には「視野検査」があります。これは、文字通り「眼を一点に凝視している」ときに、どの範囲まで見えているかを調べるものです。しかし、正常の視野では見えない点が必ず存在し、それを「絶対暗点《ぜったいあんてん》」といいます。

これは、視神経の眼底への出口である「視神経乳頭《ししんけいにゅうとう》」自身には視細胞がないためです。これには、フランスの学者マリオットの名前にちなんで「マリオット暗点」という名がつけられています。(137ページ参照)

脳・神経の病気

視神経炎《ししんけいえん》

視神経をおかす病気、いうなれば「盲点をつく」病気は意外にたくさんあります。

その代表は「視神経炎」です。原因は、糖尿病、アルコール、シンナー、腫瘍《しゅよう》による圧迫や直接の浸潤《しんじゅん》、あるいは鼻の病気である「副鼻腔炎《ふくびくうえん》」などがあります。また、原因不明でおきることもあり、難病指定になっているものもあります。

症状は、中心が見えなくなる中心暗点による「視力低下」が最も多いのです。

Hさんは、約五年前は一・二の視力がありました。ところが、突然何の前ぶれもなく「視神経炎」にかかり、一時はまったく失明状態に追いこまれたのです。職を失い、自殺まで考えましたが、思い直し、現在は視力障害三級の認定をうけて生活しています。

障害者手帳の申請は、区役所の福祉課で受け付けています。視力障害の人すべてが手帳を手にするわけではありませんが、私たちもできる限り相談にのっています。

また、「髄膜炎《ずいまくえん》」に合併したケースもあります。やはり、突然の激しい頭痛から始まり、二〜三日して眼がかすんできました。入院し、点滴治療を開始して、眼科を受診したころにはだいぶんよくなっていたのですが、視神経乳頭が、腫れ上がって赤くなっていました。

私たちはこれを「うっ血乳頭」と呼んでいますが、痛みはまったくありません。しかし、見るからに痛そうだったのを今でも覚えています。この場合は、視神経そのものの炎症ではなくて、「髄膜炎」のために脳圧が上昇し、視神経が圧迫されて起きたものと考えられます。

もうひとつ、よく見られるものに「虚血性《きょけつせい》の視神経炎《ししんけいえん》」があります。これはもともと「動脈硬化」があって、血液の循環障害が引き金になり、視神経の悪循環が引き起こされるのが原因とされています。

五十九歳のWさんが視力障害を訴えてきたのは、もう二年前になります。そのときは、網膜動脈《もうまくどうみゃく》の一部がつまり、眼底は血管が通過障害のために一部白く見えました。もちろん視野も欠けていて、上方がほとんど見えていなかったように記憶しています。

それから半年もしないうちに、視神経乳頭の色が少しずつ白くなってきました。以前には見られた、健康な人の視神経の「オレンジ色」はなくなって、見え方も全体に暗くなってきました。その後の視野の検査でも、範囲が少しせばまってきており、今後のことを考えると心配です。

このように、血管の内側が狭くなり循環が悪い場合には、血管も硬化していると考えるのが常識です。Wさんにはタバコは絶対やめるべきだと説明し、さらに内科受診を勧めました。内科では心臓の血管拡張剤をのんで、時折心電図もとっているようです。

視神経萎縮《ししんけいいしゅく》

Z君は二十四歳のサラリーマン。九歳の時、左眼の視力低下で眼科を受診しました。

それ以後、歩行障害や感覚障害がよくなったり悪くなったりを繰り返し、十五歳の時に、某大学病院の神経内科で、やっと「多発性硬化症《たはっせいこうかしょう》」という病気であることがわかりました。

今回は、左の視力低下がひどくなったこと、横眼を使ったときに眼球がひどくゆれることで、神経内科から眼科に診察を依頼されました。

視力は、右一・二、左〇・〇五で矯正不能でした。視野を測ると、左眼は中心がほとんどみえない「中心暗点」です。眼底をみると、右の視神経乳頭の色は正常なオレンジ色ですが、左の視神経乳頭は青白くなっていました。

これは、視神経が死にかかっている「視神経萎縮《ししんけいいしゅく》」の所見です。

さらに、横眼を使ったときにひどく眼がゆれることから、「MLF症候群」が現れていることがわかりました。

「MLF」というのは、脳幹の真中近くを縦に走っている「神経線維」で、これが侵されると特殊な眼球運動障害が現れます。さらに眼を上下にうごかすと、また別のゆれ方が起こることから、小脳の真中あたりにも病変があることが考えられました。

このように、眼の動きだけから、脳のどの部分に病変があるかを判定することもできます。それほど、眼の動きを観察することは大切なことなのです。

「多発性硬化症」という病気は、中枢神経のあちこちに、文字どおり「多発性」に「脱髄《だつずい》」という病変が起こる病気です。

神経線維の一本一本は、電線と同じで、「絶縁」の役目をする「髄鞘《ずいしょう》」という衣を、何枚も重ね着しています。その衣がはがれてしまうのが「脱髄」です。そのため、全身の感覚障害や運動障害を起こし、いろいろな神経症状を呈します。

そして、その症状がよくなったり悪くなったりを繰り返すのが特徴です。場所にもよるのですが、一度はがれた衣が再生すると、症状がよくなるらしいのです。

初めの症状は筋力低下、視力低下などが多く、Z君も視力低下で始まりました。視力低下は、視神経の脱髄によるもので、見ようとする中心が見えなくなることが多いのです。これは多くの場合、回復しません。

数カ月後、Z君は急に両方の下肢がほとんど完全にマヒし、だらんとしてしまいました。内科に入院し、副腎皮質ホルモン（ステロイド）の大量点滴による「パルス療法」という治療を受け、三週間後にはなんとか自分で歩けるようになったものの、少しよろめくような歩き方は残りました。下肢のマヒが起こったとき、同時に話すときの口のもつれも現れ、これもいくらか残りました。

Z君が退院してから、もう四年経ちます。左眼の中心が見えないのはまったくよくなりませんが、他の症状はパルス療法のあと、ずっと落ち着いています。

このように安定した状態にある患者さんには、積極的なリハビリが必要であり、社会復帰のための職業訓練も考えなければなりません。しかし、あまり急な訓練は過労やストレスを与えることになり、再燃のきっかけになることもあるので注意が必要です。

なかには悲観的になる方もいらっしゃいますが、病気自体を長い目でみた場合、予後は決して悪くありませんので、ご安心ください。

Z君は現在、品物を運搬する仕事に就いています。軽いものから徐々に重いものへと挑戦を続けているのです。最も不得意な歩行にも挑戦し、「今日は病院に近い駅から十五分で歩いてきた」「今日は病院の階段がのぼれた」「今日は駅から八分で歩いてきた」などと報告するのを聞くと、こちらの頬もほころびます。

ここで強調したいのは、彼のような不自由な体の人を雇ってくれる企業があるということです。しかも、軽いものから徐々に重いものへと挑戦をうながしてくれる細かい気配りも尊いと思います。そういう企業の存在が、どんなに彼の生に対する意欲をかり立ててくれているかを考えると、感謝の気持ちで目頭が熱くなります。

フィッシャー症候群

Iさんは、三十八歳の料亭の若主人です。私たちの外来を訪れたとき、Iさんの両眼はいくらかやぶにらみに前方を向いたまま固定され、ほとんどの方向へも動かなくなっていました。左右六本ずつのたづな（眼筋）が、全部マヒしていたのです。このような状態を「全眼筋《ぜんがんきん》マヒ」といいます。

Iさんは一週間ほど前に、風邪に似た症状があり、二、三日前からは物がダブッて見え出しました。来院の日の朝は、「複視」が一層ひどく、ものを見つめることができません。見ようとして頭を動かすと、部屋中が揺れ動き、目を開けていられないといいます。

ひざ、くるぶし、ひじ、手首の「腱反射《けんはんしゃ》」が消失していました。腱反射というのは、例えばひざ小僧のすぐ下をポンとたたくと、ひざから下がけり出される、あれです。

「フィッシャー症候群」が最も疑わしいと思われました。「眼筋《がんきん》マヒ」だけでなく、全身の運動のバランスのくずれもあるので、即、内科入院としました。

「フィッシャー症候群」では感冒のような症状に引き続き、約一週間後に両眼の全眼筋マヒ、全身の運動失調および全身の腱反射消失が現われます。症状が出てから一、二週間ほどすると、髄液中にタンパクの増加が起こります。髄液中にタンパクの増加が起こっているときは、髄液中の細胞数も増加しているのが普通ですが、「フィッシャー症候群」では細胞は増えず、タンパクだけ増加します。これを髄液の「タンパク細胞解離《さいぼうかいり》」といいます。

Iさんの場合も、二週間後にこの現象が確認されました。

Ｉさんの眼は六週間を過ぎるころから徐々に動きだし、十二週間で元気に退院しました。

不安はどんな病気にもつきまといますが、この病気では発病初期に、特に強い不安に襲われます。

「眼筋マヒ」が進行性で、はじめは物が二重に見えるだけだったのが、マヒが全部の筋に及ぶにつれて、眼球が顔に貼り付いたように動かなくなると、頭をちょっと動かしただけでも、強いめまいを起こすようになるからです。

眼球は、頭が回転するときには、常にその逆方向に反射的に回転するようになっています。そうすることで、頭が回転しても、眼に映る映像がブレないようにしているのです。

ですから、眼筋の全部がマヒし、眼球が動かなくなると、頭をちょっと動かしただけでめまいを感ずるのです。さらに、全身の運動失調のため、立っていることさえおぼつかなくなるのですから、不安は当然です。

病気の初期に、呼吸マヒの兆候が現われると生命の危険がありますが、このような例は少数で、ほとんどの場合、長くとも半年で全治します。

私たちが一番心をくだくのは、患者さんの初期の不安を取り除くことなのです。

この病気の原因については、まだよく解明されていません。ただ、「ギラン・バレー症候群」という病気があります。この病気は、風邪、下痢などの症状がはじめに起こり、急に発症します。発熱はなく、手足の対称性の弛緩性《しかんせい》マヒが主体で、全身の腱反射が失われ、タンパク細胞解離がある——などと「フィッシャー症候群」によく似ています。

「フィッシャー症候群」は、「ギラン・バレー症候群」の症状に「全眼筋マヒ」と「全身の運動失調」が加わった「特殊型」であろうと考えられています。

治療としては、病気の初期に、万が一の「呼吸マヒ」に備えて、呼吸管理をちゃんとすることと、できるだけ早期に、副腎皮質ステロイド薬を使うことに尽きます。

動眼神経《どうがんしんけい》マヒ

◆動眼神経とは

脳と脊髄《せきずい》のつなぎ目に当たる脳幹《のうかん》からは、三番から十二番までの「脳神経」がでています。

一番は「嗅神経《きゅうしんけい》」で、前頭葉の真下にくっついており、二番は「視神経《ししんけい》」です。どちらも脳幹とは無関係です。

三番、四番、六番が、眼筋を支配する脳神経です。これらの脳神経は、脳幹から左右一対になって出ています。そして頭蓋底《ずがいてい》を通って前方へ行き、眼窩《がんか》（眼球が入っている頭蓋骨のくぼみ）に入って、眼筋《がんきん》に連絡します。

「眼筋」は、眼球を好きな方向へ動かす「たづな」の役目をするもので、片眼に六個ずつついています。眼球を「上」と「下」へ向ける筋肉がそれぞれ二個、外側と内側へ向ける筋肉がそれぞれ一個の、計六個です。

そのうちの、上へ向ける二個の筋肉、下へ向ける一個、さらに内側へ向ける一個の計四個を、三番の脳神経がひとりで受け持って動かしています。

この脳神経はそれだけではなく、まぶたをパッチリとつり上げる筋肉、瞳孔（ひとみ）を縮める筋肉、さらに、近くのものにピントをあわせる筋肉も支配しています。そのためこの脳神経は、四番と六番にくらべてずっと太く立派です。

この脳神経が、「動眼神経」と呼ばれます。

◆動脈瘤《どうみゃくりゅう》による動眼神経《どうがんしんけい》マヒ

この大事な働きをしている動眼神経に異常が起こり、「眼筋マヒ」となる例があります。動眼神経が、頭蓋底を走る途中で「動脈瘤」に圧迫されて、マヒを起こすというものです。

Cさんは四十六歳、画廊のオーナーです。一週間前からものがダブって見え、右眼がまぶしく、また近くのものを見ようとすると、右眼だけピントが合わな

脳の動脈系

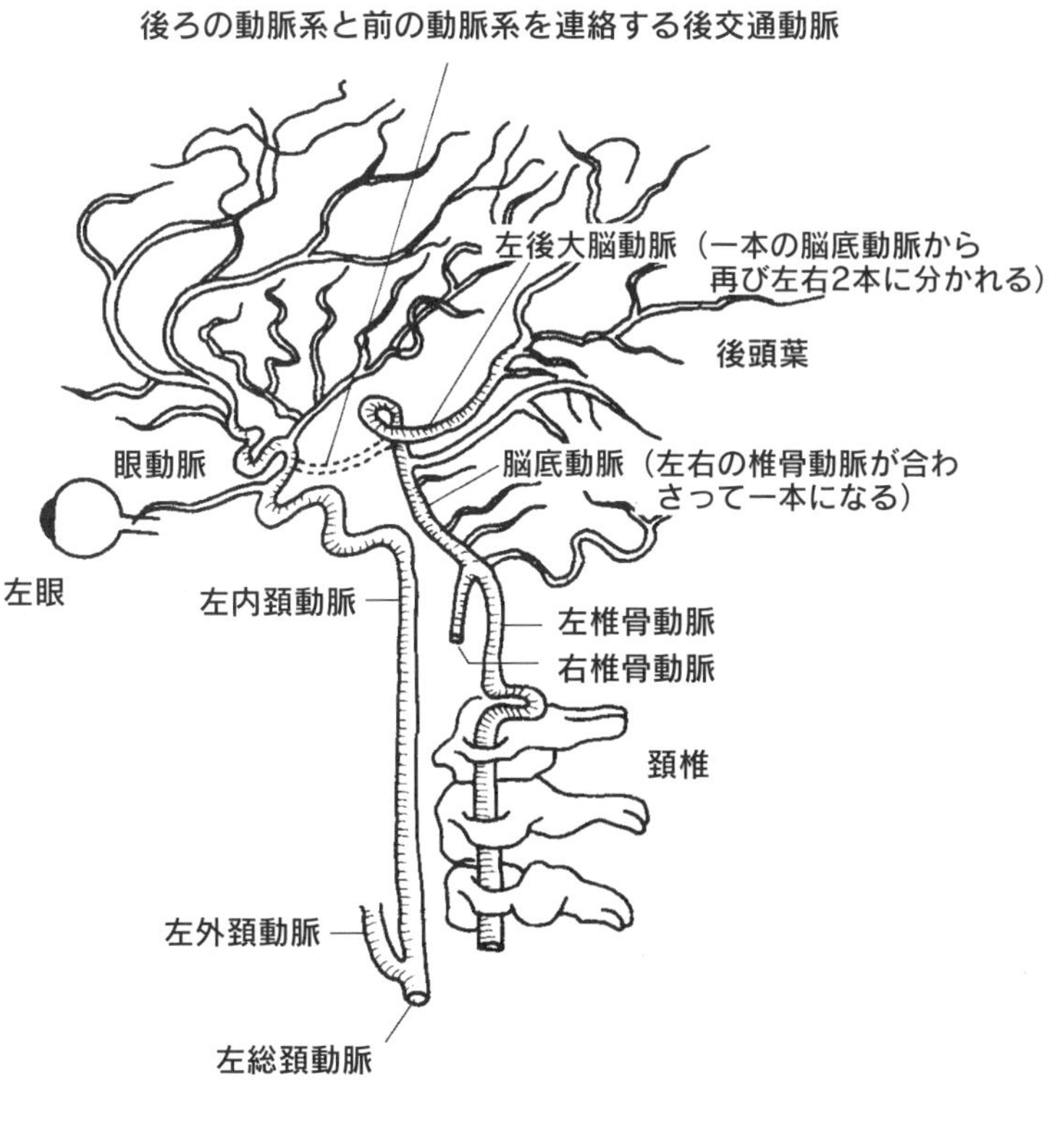
後ろの動脈系と前の動脈系を連絡する後交通動脈
左後大脳動脈（一本の脳底動脈から
再び左右2本に分かれる）
後頭葉
眼動脈
脳底動脈（左右の椎骨動脈が合わ
さって一本になる）
左眼
左内頚動脈
左椎骨動脈
右椎骨動脈
頚椎
左外頚動脈
左総頚動脈

いように感じていました。

展覧会が続いたりして病院に行きそびれているうちに、右のまぶたが垂れ下がってきたのです。まぶたが下がってきたので、左眼だけでものを見るようになると、ダブりは気にならなくなりましたが、下がったまぶたをあげて見ると、ダブりの程度は日増しに強まっているようでした。

私たちの外来を訪れたとき、Cさんの右眼は、「眼瞼下垂《がんけんかすい》」のためほとんど閉じられたままの状態でした。左眼を真正面に向かせてまぶたを引っぱり上げてみると、右眼は外側の下の方を見たまま、ほとんど動きませんでした。

外下（そとした）を向いたままになったということは、「動眼神経マヒ」のため、この神経に支配されている四個の眼筋が働かなくなった証拠です。さらに瞳孔をのぞいてみると広がっており、光を当てても縮まりません。これは同じく「動眼神経マヒ」のため、瞳孔を縮める筋肉もマヒしたことのあらわれです。

Cさんが、右眼がまぶしいと感じたのは、瞳孔が広がったままになっていたからです。そして、近くのものにピントが合わなかったのは、「調節筋」というピント合わせの筋もマヒしていたからです。つまりCさんの右眼は、動眼神経が支配している全部の筋がマヒしていたのです。

「動眼神経マヒ」が発見されたときには、その原因として「脳動脈瘤《のうどうみゃくりゅう》」が関係していないかどうかをまず調べなければなりません。Cさんはすぐ、脳神経外科で精密検査のため入院となりました。

脳血管造影《のうけっかんぞうえい》によって、右の「内頸動脈《ないけいどうみゃく》の後交通動脈分岐部《こうこうつうどうみゃくぶんきぶ》」という場所に、動脈瘤が発見されました。脳内の動脈分岐部（動脈が枝分かれする場所）は、先天的に血管壁が弱くなっていることがあり、そこが血流に押されて袋のようにふくらんで、動脈瘤になるといわれています。

　脳内に動脈瘤ができやすい場所はいくつかありますが、そのなかでも、Cさんの動脈瘤が見つかったところは、最もできやすい場所なのです。ここは、動脈のすぐ外側を動眼神経が走っています。そのため、動脈瘤がだんだんふくらんでくると、動眼神経を内側から圧迫するようになるのです。「動眼神経マヒ」はその結果起こったものでした。

　反対にいえば、この場所の動脈瘤は「動眼神経マヒ」症状をあらわすために、比較的早い時期に発見されることが多いのです。ところが、ほかの場所の脳動脈瘤は、ほとんど破裂して出血を起こすまで無症状です。

　出血を起こすと、少量の場合は、頭痛と嘔吐のみで意識障害は伴いませんが、見逃すとこわいのも、こういった程度の脳出血です。例えば、軽度のクモ膜下出血では頭痛は軽いことが多いのです。

　「風邪を引いた覚えもないのにどうも頭痛がとれない」「ふだん頭痛持ちでもないのに、どうしたのだろう？」というようなケースは要注意です。中等度以上の出血では多くの場合、意識障害を伴い生命の危険にさらされます。一時に大量の出血が起これば、頭蓋内の圧力が高まって「脳ヘルニア」がひき起され、数分から数時間で急死します。

こうなると、誰もが頭の中に爆弾をかかえているような気分になるかも知れません。

それでは、脳動脈瘤はいったいどのくらいの頻度で存在するのでしょう。全人口の約一〜五パーセントに、破裂前の動脈瘤がかくされているという推定もあります。しかし、一般的には人口十万につき年間六〜十人が、動脈瘤の破裂による「クモ膜下出血」を起こすとされています。

Cさんは、脳神経外科で動脈瘤の根元をクリップで止める手術を受けました。破裂による出血の危険も去り、「動眼神経マヒ」もほとんど回復した状態で、四週間後に元気に退院しました。

一過性虚血《いっかせいきょけつ》による視覚障害《しかくしょうがい》

◆片眼の一過性虚血――内頚動脈の血栓《けっせん》によるもの

Nさんは五十一歳、会社の営業部長です。Dさんは四十八歳、食品関係の自営業です。二人に共通することは、「一過性に眼が見えなくなる」発作を繰り返すことです。しかし、二人の症状は根本的に違うものでした。

Nさんは、二、三分間、左眼が全く見えなくなる発作が、この数週の間に三回ありました。

Dさんの場合は、両眼に霧がかかったようなかすみが、数秒から数分間持続するもので、この二カ月間に数回起こりました。

根本的に違う点は、Nさんは「片眼」であり、Dさんは「両眼」だということです。結論からいってしまえば、二人とも脳の血管の「一過性虚血」なのですが、それを起こす血管が別の系統のものなのです。

まず、Nさんの話から始めましょう。

二~三分間見えなくなる発作はいつも左眼で、いままで三回のうち一回は、視界全体が緑色に見えたといいます。また、回復するときはいつも上半分から見え始めるといいます。

脳血管造影をして左の頚動脈《けいどうみゃく》を診てみると、「総頚動脈《そうけいどうみゃく》」が「内頚動脈《ないけいどうみゃく》」と「外頚動脈《がいけいどうみゃく》」に分かれる所で、動脈の内側がデコボコしてかなり狭くなっていました。「アテローム硬化《こうか》」による「内頚動脈の狭窄《きょうさく》(せまくなること)」と考えられました。

脳に栄養を与える血管は、頚の前方と後方から入るものの二種類があります。前方から入るものは、左右一対の「内頚動脈」です。後方から入るものは頚椎《けいつい》に沿って上がって行く、これも左右一対の「椎骨動脈《ついこつどうみゃく》」です。

前方から入る内頚動脈は、頭蓋底《ずがいてい》を通り抜けるとまもなく、左右一本ずつの細い枝を出し、「眼動脈」となって眼に血流を送ります。内頚動脈は、そのあと大脳の一番うしろにある「後頭葉《こうとうよう》」を除いた、大脳のほとんど全部に血流を送ります。

内頚動脈が総頚動脈から分かれる部分は、アテローム硬化といって、動脈の内壁にベトベトした物質が沈着し、内側が狭くなりやすいのです。

このベトベトした物質の上に、「赤血球」や「フィブリン」という血液成分がつくと「血栓《けっせん》」となり、さらに「コレステロール結晶」も加わったものが動脈壁《どうみゃくへき》からはがれ、血流に混じって脳のいろいろな場所へ運ばれます。

運ばれて行った先で、血栓が血液の流れを停めると、片側の手足のマヒや、知覚障害の原因となります。血栓は、血管の先へ先へと押し流されるにしたがって細かく砕け、結局なくなることが多いため、この手足のマヒやシビレは一過性のことが多いのです。

この発作を、脳の「一過性虚血発作《いっかせいきょけつほっさ》（TIA）」といいます。この発作そのものは一過性でも、これを繰り返し起こしているうちに、血栓が停滞したまま動かなくなってしまうと「脳梗塞《のうこうそく》」となるわけです。

Nさんのような、アテローム硬化による「動脈の狭窄」は、「椎骨《ついこつ》・脳底動脈系《のうていどうみゃくけい》」でも起こります。ですから、脳底動脈の先の「後大脳動脈」の血流が、急に減少するような事故につながります。ときには、アテローム硬化の部分から剝《は》がれた血栓やコレステロール結晶が、後大脳動脈に入り込むこともあります。

さて、このベトベトしたもののかけらが、内頚動脈からでた眼動脈という細い枝に入ると、今度は眼の網膜に分布する動脈に入って行きます。網膜は、眼の奥のフィルムに相当する部分ですから、ここの動脈がつまると、片眼の視力喪失が起こります。

この場合も、かけらは血管の先へ押し流され消失するものが多いため、視力の喪失も一過性のことが多いのです。

網膜でのこの状態は、起こった直後から眼底を診ていれば逐一、眼で確かめることができます。網膜中心動脈の根元に白いかけらがつまり、それが見る見るうちに血管の先の方へ動いて行き、最後には見える範囲の動脈から姿を消すのを見ることができるのです。

この間中、はじめ全部見えなかった視野が、かけらが移動するにつれて、徐々に部分的に見え始めることも確かめられています。

ここで大切なのは、内頚動脈系の眼の「一過性虚血発作」は「片眼」だけに起こるということです。内頚動脈は右と左にあり、それから分かれる眼動脈は、それぞれ右と左の眼に別々に入るからです。

眼の「一過性虚血発作」は「一過性の片眼ブラックアウト（停電）」という別名があり、これだけで内頚動脈の通りが悪くなったという、きわめつけの証拠となります。

眼の「一過性虚血発作」は、はじめのうちは一過性でも、繰り返すうちにほんものの「網膜梗塞《もうまくこうそく》」を起こす危険性が高く、なかでも「網膜中心動脈閉塞《もうまくちゅうしんどうみゃくへいそく》」は永久的な失明となることが多いため、注意を要します。

◆両眼の一過性虚血——脳底動脈《のうていどうみゃく》の血栓によるもの

Dさんは、両眼に霧がかかったような「かすみ」が、数秒から数分間持続することが、この二カ月間に数回起こりました。

初めは、眼に涙がたまったのだと思ったくらいで気にとめませんでしたが、発作の持続が数分を越えるときには、両眼の視野の同じ側に、銀色に輝く星がたくさん流れるように見えたりするのでおかしいと気づいたのです。

また、この発作に、「回転性めまい」や「舌のもつれ」が伴うことがあるのにも気づきました。しかし、Nさんの一過性視力喪失と最も違う点は、Nさんが「片眼」であるのに対し、Dさんは「両眼」であったことです。

頸《くび》の後方から脳に入る、左右一対の椎骨動脈は、頭蓋内に入るとすぐに合流して、真中を走る一本の「脳底動脈《のうていどうみゃく》」となります。

脳底動脈はたくさんの枝を出して、「脳幹」と「小脳」に血流を送った後、ふたまたに分かれて「後大脳動脈《こうだいのうどうみゃく》」となり、左右の「後頭葉」に分布します。

ところで、後頭葉は視覚情報のコンピュータです。眼の網膜でとらえた映像の信号は、ここまで運ばれて処理を受けて、初めて物が見えるしくみになっています。

後頭葉での映像処理は、ちょっと複雑です。

後頭葉は右と左に分かれていますが、「右の後頭葉」が「両眼の視野の左半分」の映像を、また「左の後頭葉」が「両眼の視野の右半分」の映像を処理しています。ですから、後頭葉のどの部分の影響も、「両眼」に出るわけです。

Ｄさんが、発作中に両眼の視野の「同じ側」に銀色に輝く星がながれたというのは、後頭葉に関係する症状であることを示しています。

Ｄさんには、脳血管造影《のうけっかんぞうえい》を行わなかったので、動脈のアテローム硬化による狭窄《きょうさく》を確認できませんでした。

しかし、いまお話ししたような後頭葉に関係のある症状をはじめとして、めまいと舌のもつれなどから、「椎骨・脳底動脈系の一過性虚血発作（ＴＩＡ）」であることは確実でした。内頚動脈系の「一過性虚血発作」と同じく、これを繰り返していると「後頭葉の梗塞」を起こす確率が高くなります。

後頭葉の血管障害で、「閃輝暗点《せんきあんてん》」という病気があります。

典型的な症状は、見ようとする中心のすぐ近くに、暗く見えない部分ができ、そのまわりを取り巻くように「ギザギザの稲妻《いなづま》」のようなものが見えるという発作です。多くの場合、数分持続し、発作後、頭痛や吐き気を伴います。

これは「一過性虚血発作」と非常によく似てはいますが違うもので、後頭葉の血管の「れん縮」（けいれんに似たもの）によるものです。

内頸動脈系でも椎骨動脈系でも「一過性虚血発作」に対しては、まずアスピリンを内服します。さらに脳内の循環改善剤、血管拡張剤の内服を併用することもあります。また、「脳梗塞」ないし「網膜動脈閉塞《もうまくどうみゃくへいそく》」が差し迫っていると考えられるときは、抗凝固剤《こうぎょうこざい》の点滴もこころみられます。

ムチ打ち症

◆眼球運動検査

三十四歳のTさんは、車を運転していて交差点で停車中、トラックに追突されました。しかし、幸いにもバンパーが軽くへこんだ程度で大事には至らずにすみ、外傷もなかったのでそのまま帰宅しました。

その後一カ月の間は、仕事が猛烈に忙しかったので、事故のことを気にはしていましたが、病院を訪れる暇がありませんでした。

ところが、その間に梅雨に入り、雨天、曇天が続くようになると、Tさんは頭重感、めまい、眼の前が暗くなる発作などで、イライラすることが多くなりました。そして、イライラは意欲の低下と無気力感を伴っていました。

そして、なぜかこれらの症状は、必ず天候悪化の前日から襲ってくるので「まるで天気予報だ」と思うのでした。

そんなことが続き、Tさんはやっと病院を訪れたのです。

脳神経外科と整形外科を受診して、X線、CTスキャンをとりましたが、どちらも異常はありません。Tさんが私たちの外来を訪れたのは、その二週間後でした。視力や前眼部、眼底に異常はありませんでした。

そこで、私たちはTさんに「眼球運動」の詳しい検査を行いました。

眼球運動の検査には、「随意運動《ずいいうんどう》の検査」と「反射性運動の検査」の二通りがあります。

「随意運動」は、自分の意志によって行われる運動で、検査のときは、例えば指標を出して右や左に動かし、それを追わせたりします。

一方、「反射性眼球運動」は自分の意志とは無関係に起こる眼球運動で、代表的なものに「視運動性眼振《しうんどうせいがんしん》」や「前庭動眼反射《ぜんていどうがんはんしゃ》」などがあります。これらの眼球運動を誘発するためには、特殊な装置が必要です。

さて眼球運動の精密検査の結果、事故のときに頭部に受けたショックによる、軽度の脳幹障害が明らかとなりました。

追突事故で頭に受けるショックについて、「きのこ」を使って説明してみましょう。

「きのこの傘」を「大脳」とすると、「柄」が「脊髄《せきずい》」です。大脳と脊髄のつなぎ目が脳幹ですから、「柄のつけ根」の部分が「脳幹《のうかん》」になります。

追突のショックで、頭部は急激に後方に傾きます。きのこに同じショックを与えると、ひずみの力は柄のつけ根に集中します。ショックが強ければ、傘はつけ根の所でもげてしまいます。

追突時、これに似た力のかかり方（圧勾配《あっこうばい》）が脳幹に起こります。実際には、この圧勾配によって、脳幹は頭蓋底の骨のなかで、押しつけられたり引っ張られたりします。とくに脳幹の下方の「延髄《えんずい》」では、ぐいと下方に引っ張られます。

この状態が起こると、脳底動脈から分かれて脳幹内部に血流を送っている「穿通枝《せんつうし》」という細い動脈に断裂が起こり、脳幹内に小さな「点状出血」があらわれます。

脳は「とうふ」のようなものなので、細い動脈が糸の役割をして「とうふ」に裂け目をつくったりします。

脳幹の正中線《せいちゅうせん》（まんなか）の両側には、眼球運動を精密にプログラムするコンピュータである「神経細胞」がたくさんあります。ここに点状出血がたくさん起これば、眼球運動は強く障害されることになります。また他の症状もあらわれるかも知れません。この場合は、診断がすぐつきます。

しかし問題は、事故現場から歩いて帰れるぐらいの軽症のときです。このようなとき、小出血はあっても極めて少数か、あるいは出血がなく、神経組織の小さな浮腫《ふしゅ》だけかも知れません。これは脳神経外科のどんな検査でも、異常が発見できないのです。

しかし、こんな小さな変化でも、微妙な眼の疲れや意欲の低下につながります。このような微妙な異常を、眼球運動の精密検査は捕らえることができるのです。

◆ムチ打ちの症状

Bさんは、三十二歳のトラックの運転手です。うつむいているところへ、荷台からかなり重い積荷が落ちてきて、後頭部に当たりました。追突では頭が後方へ強く傾くのに対して、この場合は逆に頭が強く前方に傾いたのです。

この事故後、頭重感やめまい、それに伴う意欲低下があらわれました。

毎回外来にくると、同じグチをこぼします。

「私は自営のトラック運転手なので、やる気を起こさないと仕事が入りません。でも、どうしてもやる気が起こらないので家でぶらぶらしていると、妻に冷たくされるのです。妻にさえ、わかってもらえないのです」というのです。

私はそれを何度も聞きます。訴えを分かってあげられるのは、医師をおいて他にないのですから。

反射性の眼球運動の中の「視運動性眼振《しうんどうせいがんしん》」のテストは、脳幹の軽い障害を鋭敏に反映します。いわゆるムチ打ち症では、損傷の軽重に応じた変化が、この検査で明らかになります。

軽いムチ打ち症では、脳幹内に小出血や小さな浮腫があっても、普通の検査では異常が判らないため、第三者の目からは「病気を偽っている」と思われがちなのです。そこに本症の尽きない悩みがあるといえましょう。

治療といっても特別なものではありません。精密検査の結果、損傷の程度がわかれば、自然治癒の時期を大まかではありますが、予告できます。あとは補助的に内服を用いながら、時間との戦いです。

そうこうしているうちに、少しずつ訴えの間隔が延びてきます。一カ月ごとだったのが三カ月に一回になり、半年に一回というように。

Bさんも、今ごろはもう元気にやっていることでしょう。

めまい

◆回転性めまい

私があいにく風邪で寝込んでいたある朝、知り合いの某光学器メーカーの部長のWさんから電話がかかりました。

「いつものように六時半に目覚め、立ち上がったら、部屋全体がグルグル回転して立っていられず、また寝床に戻ってしまいました。吐き気と嘔吐もありました。しばらくあおむけに寝ていると気分が良くなったので、会社に休むことを電話し、二、三指示を与えたりしていたら、まためまいが起こり、吐いてしまったのです」というのです。

これは「反復性の回転性めまい」です。

彼は五十七歳、血圧は常に低めだったといいます。話を聞いているうちに、ラ行とタ行に少しながら、もつれがあるのに気づきました。

直接診察をしてあげたかったのですが、私はその日は発熱しており、無理でした。しかし、耳なりや難聴がないことを確かめた私の胸の内は、もう決まっていました。脳神経外科に電話を入れ、朝一番に診察をしてもらえるよう手配しました。

夕刻にはWさん自身の、朝より元気そうな声で「軽い脳幹梗塞《のうかんこうそく》で、二週間も静かにしていれば会社に出られるそうです」という報告を聞くことができました。私の予想通りの報告でした。

眼科？　耳鼻科？　内科？　めまいはどこで診てもらったらよいか迷うものです。日頃元気な働き者にとって、めまいは一種のパニックです。めまいにはたくさんの種類があり、「回転性めまい」はその一つにすぎません。また一般に、回転性めまいに耳なりや難聴が伴っている場合は、「内耳」など末梢《まっしょう》の病気が考えられます。

しかし聴覚に異常がなく、嘔吐や舌のもつれなどを伴っている場合は、「脳幹の病変」を疑ってみる必要があります。

脳幹には、血圧、体温、呼吸、内分泌などの調節をはじめとして、生命の維持に不可欠な、無意識下の機能を果たす装置がぎっしり詰まっています。めまいの原因の多くもここにあります。

脳幹は、血圧が最も低くなる夜明けには、特に血流量が減少するため、日ごろ低血圧の人では血流の停滞が起こりやすいのです。

もともとこの動脈系に「動脈硬化」があると、それがもとになって「血栓」ができ、血流に押し流されることがあります。それが血流の停滞した箇所に来てひっかかり、そこから先の流れを止めてしまうと「脳幹梗塞」となるわけです。

Wさんの場合は、この病巣がきわめて小さかったたか、または「梗塞」の一歩手前で「血栓」が流れ去ったかのどちらかで助かったのです。

◆タテのめまい

回転性めまいは、自分の周囲のものが自分を中心にしてグルグル回るのですが、水平のものや自分の顔の面で回転するものなど種々あります。つまり、景色が目の前を横やななめに流れていくものです。時には自分の体がグルグル回転するように感ずることもあります。

脳幹には、「前庭神経核《ぜんていしんけいかく》」とよばれる左右一対の神経細胞の集団があり、これが身体の「平衡《へいこう》」をつかさどっています。

前庭神経核と、耳の奥の内耳にある迷路とは「前庭一次ニューロン」という神経でつながっており、迷路が、刻々と変わる身体の傾きや位置の変化を、左右の前庭神経核に伝えます。こうして私たちは、身体のバランスを保持できるのです。

迷路と前庭一次ニューロンを「末梢前庭系《まっしょうぜんていけい》」といいます。回転性めまいはこの末梢前庭系の病気に多くみられます。これらはすべて耳鼻科の病気です。

前庭神経核から、さらに中枢にむかってつながっている神経を「前庭二次《ぜんていにじ》ニューロン」といいます。このつながりは、特に「眼の動き」と関係の深い脳幹のある部分や、小脳との間で著しくみられます。

前庭二次ニューロンが障害されても、回転性めまい発作が起こります。

Wさんのような脳幹の梗塞、あるいは一過性虚血発作、また脳幹や小脳の出血などは、すべて「椎骨・脳底動脈系の血管の障害」です。

このため、脳幹や小脳にひろくちらばって走っている、前庭二次ニューロンが必ず障害されるので、「回転性めまい発作」はほとんど必発の症状として現われます。

水平に回るめまいは、脳幹や小脳の病変が、右側か左側にかたよっているときに起こります。病変が脳の真中にあるときは、自分の体を中心に景色がタテに回転したり、体がタテに倒れていくように感じたりすることがあります。

このタテのめまいの中には、たちの良くないものがあります。

Yさんは六十七歳で、「高血圧」と「心筋梗塞」の既往があります。

社会一般の常識では、働き盛りの年齢をとうに過ぎていますが、某業界の重鎮で、過密スケジュールに追われる身でした。また一晩で、軽くコニャック一本を空けて平然としている酒豪でもありました。

ある日突然、激しいタテのめまいと嘔吐に襲われたYさんは、頭を抱え込むような姿勢でうずくまってしまいました。かかりつけの大学病院へ運ばれる途中も同じ姿勢を続け、どうしても仰向けになるのを嫌がりました。

これを「めまいの強制頭位《きょうせいとうい》」といいます。小脳に出血が起こると、出血のある側を下にしてうずくまります。例えば小脳の左半分に出血が起こったとき、頭の左側を下にしてうずくまると、めまいや吐き気が楽になるのです。

小脳は、脳の中でも運動神経のかたまりのような部分ですが、この部分の出血は脳出血全体の一〇パーセントから一六パーセントを占めるといわれ、大出血となりやすく、生命の危険も大きいのです。

Yさんは不幸にも数日にして不帰の客となりました。

解剖の結果は、小脳の「下虫部《かちゅうぶ》」という場所からの出血でした。下虫部は、小脳の下面の真中です。それで頭を真下に抱え込む姿勢をとったのです。

Yさんのめまいは高血圧が背景にあったといえますが、一般に高血圧を背景にもつめまいには「こわい」ものが多いのです。

これに対して低血圧を背景にもつめまいのなかには、前のWさんのような「脳幹梗塞」の前触れなどの比較的重大なもののほかに、はじめに触れたような、末梢前庭性のめまいが多く含まれます。ですから、一般に低血圧を背景にもつめまいにはこわいものは少ないと考えてよいでしょう。

したがって、めまいが起きたからといって即、「脳だ」とあわてる必要はありません。とにかく第一にすることは、いま起こっているめまいが最も楽になる姿勢をとることです。

◆めまいが起こったら

Yさんのような怖いめまいは、そうめったにあるものではありません。しかしめまいが起こったら、たちの悪いものでないことを確かめ安心するためにも、一日も早くめまいをよく知っている医師に診てもらうようにしたいものです。

では、何科を受診すればよいか？　たいていの大学病院では耳鼻科のなかに「めまい外来」というものがあり、そこへ行くのがまずは正解です。が、だれでもすぐに大学病院に行けるというものではありません。当面は日ごろ親しくしているる主治医がいればその人に相談し、適当な病院に紹介してもらうのがよいでしょう。

その際、あらかじめ次の五項目を準備しておきましょう。その上で、主治医の紹介状に書き添えてもらえば完璧です。

❶どんなめまいか――まわりの景色がグルグル回る、フワフワ雲の上を歩くようだ、など。
❷どんな時間経過をとったか――夜明けにトイレに起き排尿直後に最初の発作が起こり、三～四分続き、横になったら治まった。次は、朝起きようとして立ち上がったらまた起こった、など。
❸どうするとひどくなったか――立ち上がると、左を下にして横になると、など。
❹随伴した症状――頭痛、吐き気、耳なり、など。
❺持病

以上を聞くだけで、おおかたの診断がついてしまうくらい大切な項目です。めまいをよく知っている医師なら、必ずこの五項目を聞いてきます。たとえ紹介状がないときでも、この五項目をメモしてもっていれば、診察の時に必ず役に立つでしょう。

さて、大学病院も近くにないし、主治医といって特にいない、というケースが働き盛りの方の大部分ではないでしょうか。そこで激しいめまいでさし迫った状況のとき、耳なりや難聴といった聴覚障害を伴っていない場合に限って、「脳神経外科」の受診をお勧めします。

脳神経外科医は、激しくなくて心配のないめまいをふるいにかけ、危険なめまいにまことに適切な対応を示してくれるはずです。

「脳神経外科医は頭の手術をするところで、極めて忙しい科である。そんなところへ、めまいの患者を行かせる知恵をつけた」と私は叱られるかも知れません。

しかし、聴覚障害を伴わないめまい患者への現実的な対応の早さにおいては、脳神経外科医にかなうものはいません。もっとも、神経内科がある病院にめぐり合えれば、それに越したことはないのですが。

Wさんのケースは、私が風邪で診察できなかったために、電話でめまいに関する五項目を聞いてふるいにかけ、その上ですぐに脳神経外科を受診してもらい、診断、処置、今後の方針までその日のうちに即決したという、象徴的な一例だったのです。

反対に、めまいに耳なりや難聴を伴っているときは、まず耳鼻科で診てもらうべきです。

同名半盲

◆視野とは

視野というのは、片眼ずつで正面の一点を見つめたときに、見える範囲をいいます。上方に五〇度、下方に六五度、鼻側に六〇度で、この三方向はだいたい似た広さです。ところが、耳側（外側）には九〇度の広さがあります。耳側にくらべると鼻側がせまいのですが、両眼の視野が重なりますから、それで十分なのです。

私たちが実際に見ている映像は、視野の中に現れているものを見ています。それは、眼の内側にぴったりはりついている、神経の膜である網膜に写っているものが見えているわけです。

ところが、網膜に写っている映像は、実際に見ている映像と上下、左右が「逆」なのです。それは眼はカメラと同じで、眼のなかのレンズによって焦点を合わせているので、レンズのために映像が逆転しているのです。逆転した映像は信号となって、網膜から出発し眼球のうしろで、一本の束となる視神経に運ばれて脳へはいっていきます。

ここから話がややこしくなるのです。それは、右からと左からの二本の視神

視覚のメカニズム

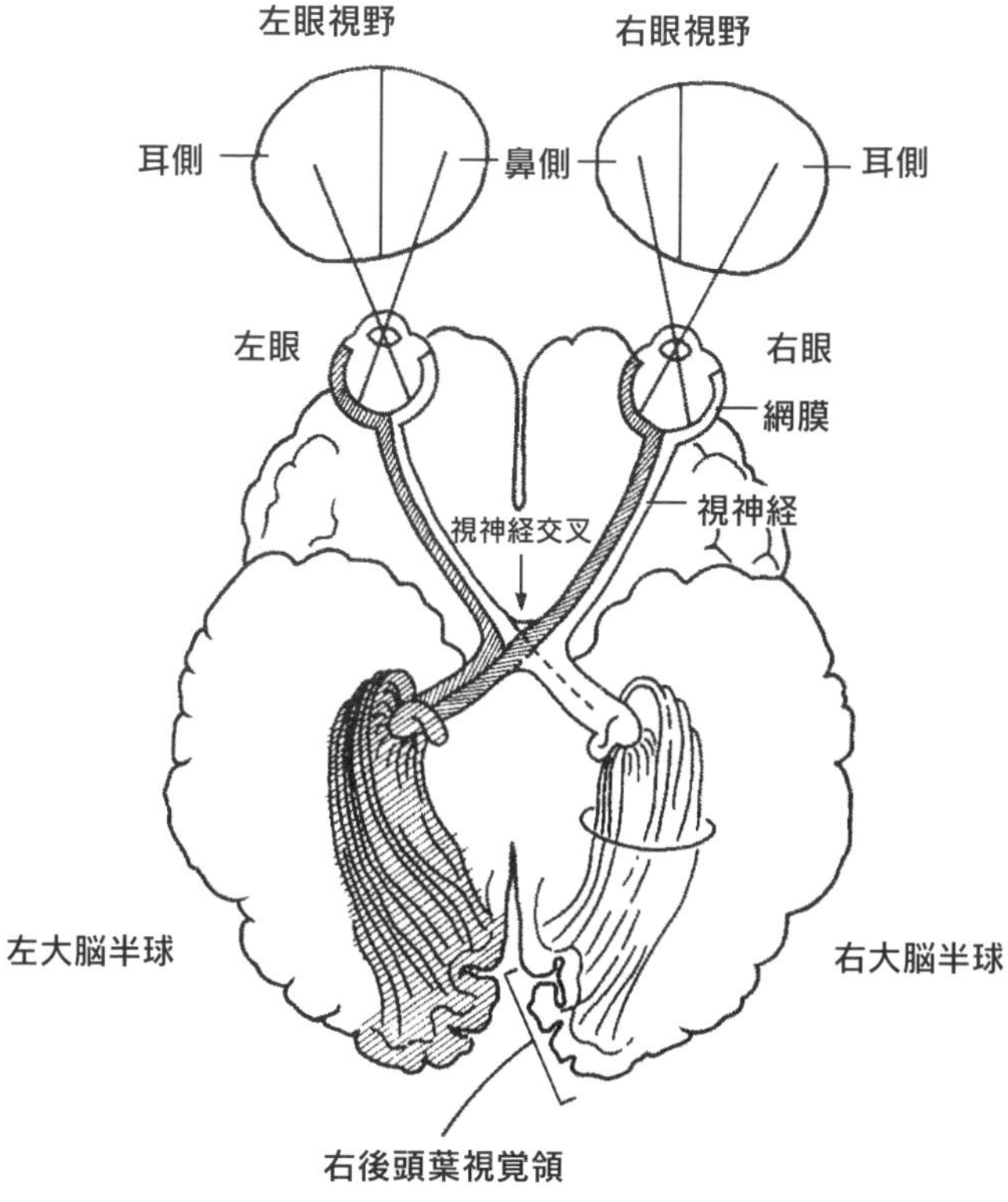
左眼視野
右眼視野
耳側
鼻側
鼻側
耳側
左眼
右眼
網膜
視神経
視神経交叉
左大脳半球
右大脳半球
右後頭葉視覚領

経は、頭蓋内に入ると、すぐに「交叉」するからです。ところで、左右の眼のそれぞれの網膜で受けた映像の情報は、網膜の真中でタテに割れて、鼻側と耳側とに分けられます。

「耳側」の情報は「同じ側の脳」へ、「鼻側」の情報は「反対側の脳」へ入って行くのです。そのため、右の脳は「右眼の耳側」と「左眼の鼻側」の網膜からの情報を、受信することになります。

映像の信号は、「後頭葉視覚領《こうとうようしかくりょう》」でコンピュータ処理されます。

網膜に写った映像の情報は、このように脳の中で分けられます。そして、眼の中のレンズのために、はじめさかさまだった映像は、脳のコンピュータで処理されると、いつのまにか元どおりになっています。それでさかさまには見えないのです。

結果的には、「右眼の視野の中心から右半分」と「左眼の視野の中心から右半分」の映像の信号は、いっしょになって「左の脳」を走ります。

そして、「左の後頭葉」までいって映像処理を受けてはじめて、右眼も左眼も、視野の「右半分」が見えることになります。

おなじように、両方の眼の視野の「左半分」に見えているものは、「右の後頭葉」で映像処理されたものです。

◆血管奇形《けっかんきけい》による同名半盲《どうめいはんもう》

このような理由から、「左側の脳」に腫瘍や出血、梗塞などが起こると、両眼の右半分が見えなくなることがあります。これを「右側同名半盲《うそくどうめいはんもう》」と呼びます。とくに左後頭葉の障害では、「右同名半盲」は必発です。

おなじように、右後頭葉の障害では、「左側同名半盲《さそくどうめいはんもう》」が起こります。「同名半盲」では、両眼ともに中心を通るタテの線より、右か左かが見えなくなります。ですから、見ているものが真中から半分になってしまうように感ずることが多いのです。

Eさんは五十六歳、某省の高級官吏です。

仕事中に見ていた書類が、急に右半分だけになってしまいました。猛烈な頭痛におそわれ、それから十数分後には意識が薄れてきました。ただちに救急車で、私たちの病院の脳神経外科に運び込まれたのです。

ＭＲＩ、ＣＴスキャンで見ると、右の後頭葉に「動・静脈奇形」があり、そこから出血が起こっていました。

ＭＲＩは、ＣＴよりさらに進歩した画像診断法です。ここで、ＭＲＩという画像診断法について、ちょっと簡単に説明しましょう。

ＣＴスキャンがＸ線（レントゲン）を用いて、頭などの局部や全身の断層撮影をするのに対し、MRIは同じ断層撮影ですがX線を使わず、磁気を応用した断層撮影法です。

ごく簡単にいうと、生体を磁場のなかに置き、そこへラジオ波を当てたり切ったりします。このことによって、私たちの体内に多く分布している水素原子核に、磁気共鳴現象という反応を起こさせて生体の断層画像を作るという方法です。

MRIの一番の特徴は「骨が写らない」ことです。これまでCTでは、骨の多い部分、たとえば頭の首に近い部分などの脳の組織の画像は、骨の影響を受けて、ゆがんだり、陰になったりして、よく見えませんでした。ところが、そのようなことがなくなり、どこでもありのままの姿を正確にとらえることができるようになったのです。反対に骨を見たい場合は、CTがよいわけです。

動・静脈奇形というのは、生まれつきの血管の奇形です。動脈や静脈が太くなってとぐろをまき、こんがらかってボールのようになっていることが多いものです。脳のいろいろな場所に起こり、生まれてすぐ症状が出ることもありますが、一定の期間、何の症状もあらわさないことも多いのです。

Eさんは、それまでは何でもなかったものが、急に血管奇形の一部が破れ「クモ膜下出血」となったのです。

脳神経外科では、この血管奇形のかたまりをまるごと取り除きました。

Eさんが意識障害を起こす前に、「見ているものが半分になった（半盲）」ということは、手術がすんで意識が回復してから聞いたことです。

血管奇形を摘出したあとで視野を測定してみると、やはり真中から左半分が欠損した「左側同名半盲」が認められました。動・静脈奇形は右の後頭葉にあったわけですから、視野は左半分が見えなくなったのです。

なお、Eさんの話では、大学一年生のときに一週間ぐらい「左側同名半盲」が現れたことがあるということでした。おそらくそのときは、極く軽い出血が起こり、すぐに治まったのでしょう。しかしそれ以来、五十六歳のいままで、よく何ともなく生活してきたものです。

血管奇形を摘出したあと半盲が残りましたが、これは三年たったいまでも変わりません。半盲は、出血を起こすまでは、血管奇形があったにもかかわらず出ていなかったのですが、これは仕方のないことです。

◆脳梗塞による同名半盲

Fさんは五十九歳、建築設計士です。ある晩、夕食後にひとりでテレビを見ていたのですが、突然キッチンにいる奥さんに向かって、大声で叫びました。

「テレビが半分になっちゃった!」

彼は、あわてて次の日に眼科を受診しました。さっそく視野を測ってみると、両眼とも、視野の真ん中から右半分が欠けていました。「右側同名半盲」です。

ただちに頭のＣＴスキャンをとって見ると、左の後頭葉に脳梗塞らしい影が写りました。

後頭葉の脳梗塞では、よく半盲が現われます。後頭葉に栄養を与えている、後大脳動脈系の先のほうがつまると、「半盲」になるのです。

椎骨・脳底動脈系の「一過性虚血（ＴＩＡ）」では、めまいとともに両眼に一過性の「かすみ」が起こりましたが、これは半盲の形をとりません。

後大脳動脈流域《こうだいのうどうみゃくりゅういき》に血栓などによる閉塞がおこるのは多くの場合「片側」です。ところが、椎骨・脳底動脈系の「動脈硬化性変化《どうみゃくこうかせいへんか》」が強いと、まれに「両側」の後大脳動脈の閉塞が起こることがあります。このときは「右側同名半盲」と「左側同名半盲」が重なって、視野の全部がおかされ、全く失明状態となることがあります。

しかし、完全な失明状態は普通数日以内、おそくとも十日までには回復します。視野は、完全にとはいかないまでも、中心のせまい範囲だけは持ち直すのです。

「半盲」はそのまま固定しやすく、回復することはほとんどないのに、「半盲」がダブッて失明状態になったものは、中心だけ回復することが多いのは、神の不思議なおぼしめしでしょうか。

「椎骨・脳底動脈系の一過性虚血発作（ＴＩＡ）」を繰り返し起こす場合は、後頭葉梗塞《こうとうようこうそく》を起こす確率が高いといわれています。

◆両耳側半盲《りょうじそくはんもう》——脳下垂体腫瘍《のうかすいたいしゅよう》によるもの

Rさんは商社に勤めるOLです。

彼女は、まもなく二十六歳の誕生日を迎えるところでした。Rさんは、自分の誕生日には、両親に小さなプレゼントをするのがならわしでした。

お気に入りの文房具屋で、プレゼントを選んでいた彼女は、陳列してある品物の範囲が狭いのに気がつきました。視線を横にずらして調べてみると、真正面はまだ良く見えるのですが、両脇がかなり見えにくいのです。まるで「目の両脇を目かくしされた馬車馬」のようだと思いました。

ふと、ここ一～二週間の変な出来事を、次々に思い出したのです。よく人とぶつかったこと、オフィスでお茶をこぼしたことなど。

彼女は眼科を受診しました。視力表で測った視力は、右一・二、左〇・九で、左はどうしても〇・九以上になりませんでした。

視野を測ってみると、両眼の視野がどちらも外側から狭くなっていました。

普通、視野の外側（耳側）は九〇度の広がりを持っています。

ところが、Rさんの視野では、右眼では外側が中心から一〇度のところまで、左眼では外側が中心から五度のところまで狭くなっていました。これでは両方の眼の外側は、見えないようについたてを立てられたようです。彼女が感じた

「目かくしされた馬車馬」のようというのは、表現としてぴったりでした。

このような「視野狭窄《しやきょうさく》」を「両耳側半盲」といいます。

両眼の視野の中心から外側が欠けるのです。Rさんの「視野狭窄」は、右眼では中心までまだ一〇度残っているので、視力も一・二と正常にでます。ところが、左の視力が〇・九までしか出ないのは、左眼では「狭窄」が中心へ五度と迫っているために、視力にも影響がでていると思われました。

視神経の交叉部のすぐ下に「下垂体《かすいたい》」があります。

下垂体は、種々のホルモンを生成する大切な部分ですが、この部分は「腺腫《せんしゅ》」という腫瘍がよく発生するところでもあります。下垂体は「トルコ鞍《あん》」という骨のくぼみにすっぽり入っています。ここに腫瘍が出来ると、はじめはトルコ鞍内で発育するのですが、しだいに大きくなれば鞍外に進展してきます。

ある一定の大きさになると、ちょうど下垂体の真上を渡っている視神経の立体交叉を下から圧迫する形になります。一番圧迫を受けやすい場所を走っているのが、先程の反対側の脳に転送される神経繊維なのです。

その神経繊維は、右眼の視野の右半分（耳側半分）と左眼の視野の左半分（耳側半分）の情報を運ぶ繊維です。それで、「下垂体腫瘍」の圧迫で両眼の視野の耳側半分が欠損するのです。

Rさんは下垂体腫瘍の疑いで、ただちに脳神経外科に回されました。頭蓋の単純X線撮影をしてトルコ鞍をみると、軽度ですが風船状に拡大していました。

これは、腫瘍が大きくなるにつれて、トルコ鞍の形が変化するためです。さらにトルコ鞍の断層撮影やＣＴスキャン、ＭＲＩなどで腫瘍の大きさや進展のぐあいが調べられました。

下垂体は、七種類もの下垂体ホルモンを産生しています。

下垂体腺腫は、大きく分けて「分泌性腺腫《ぶんぴつせいせんしゅ》」と「非分泌性腺腫《ひぶんぴつせいせんしゅ》」とあります。分泌性腺腫は産生される種々の下垂体ホルモンのうち、どれか一つを過剰分泌させるので、そのホルモンの種類によって、いろいろな内分泌機能亢進症状《ないぶんぴつきのうこうしんしょうじょう》があらわれます。非分泌性腺腫では、このような内分泌機能亢進はなく、機能低下があらわれます。

Ｒさんは内分泌機能の検査の結果、ホルモンの抑制による内分泌機能低下があきらかになりました。「非分泌性腺腫」だったのです。

彼女は、以前から月経不順と疲れやすさに悩まされていたのですが、これらもホルモンの抑制による内分泌症状でした。

彼女は「経蝶形骨洞下垂体到達法《けいちょうけいこつどうかすいたいとうたつほう》」といって、鼻から入って下垂体部に到達し、腫瘍を摘出する方法で手術をうけました。

術後四カ月を経た現在、Ｒさんの視力は両眼とも一・二、視野もほとんど正常に回復しました。そして、今では月に一度、内分泌機能チェックと「内分泌代償療法」ため脳神経外科に通院する以外は、元どおり元気に勤務しています。

COLUMN3

サリンによる眼の異常

一九九四年六月二十七日深夜、松本市で五八六名（内死亡七名）の被害者を出し、その後、一九九五年三月二十日、東京・地下鉄で死者一二人、被害者五、〇〇〇人余を出す大惨事となったサリン事件は、今も読者の記憶に新しいことと思います。

なかでも地下鉄サリン事件は明らかに不特定多数の民衆をターゲットとしたテロ事件であり、われわれはこの憎むべき犯罪を終生忘れてはならないと思います。サリンという毒物は、古くナチス・ドイツで開発されたものですが、第二次大戦中に使われたという記録はなく、実際に使われたのは今回がはじめてだと思われます。

毒性は有機リン製剤と同様、「コリンエステラーゼ阻害作用」による、副交感神経興奮の症状を示すことです。この状態は自然回復が低いといわれています。

脳から出た司令は、神経を伝わって身体各所に伝達されますが、神経伝達物質として主役を演じているのがアセチルコリンです。そのアセチルコリンを分解する酵素がコリンエステラーゼなのです。つまり、この分解酵素が働かないと、神経は興奮しっぱなしとなってしまうわけです。サリンはこのコリンエステラーゼに結合し、その働きをなくしますので、分解されないアセチルコリンが体中に溢れかえってしまうのです。

アセチルコリンは副交感神経や筋を支配する運動神経をはじめ、脳内の種々の部位で働くので、副交感神経亢進作用として縮瞳（ひとみが縮まる）や気管支痙攣《きかんしけいれん》、嘔吐、下痢などを起こし、中枢神経作用として頭痛、昏睡などをきたします。これらの作用が重なると、呼吸停止が起こり死亡します。死亡をまぬがれても、植物人間となる場合もあります。

　サリンは常温では液体ですが、気化しやすい物質です。人間の致死量は体重一キログラムあたり〇・〇一ミリグラムと非常に強い毒性をもっています。松本では特殊な装置をほどこしたトラックを使って空中散布され、東京ではご存じのように、地下鉄の床に液体が置かれていました。

　中毒の重症度は血漿《けっしょう》コリンエステラーゼ値の低さで定めてよいと思いますが、この値が有意に低下を示していた人では、「頭痛」「疲労感」「熱感」「視野狭窄（見える範囲が狭くなる）」「視力低下」「自覚的感覚異常」「気道分泌の亢進」「嘔吐」といった症状がほとんど出そろっていて、視野狭窄以外は毒キノコ中毒の時に現れる症状によく似ており、毒キノコの中毒成分のひとつであるムスカリンの名をかりて「ムスカリン症状」と呼ぶことがあります。

　あとまわしになりましたが、眼に現れる症状で最も大切なのは、瞳孔（ひとみ）が縮まることで、松本で調査したデータによると、入院した人の自覚症状のトップが「眼の前が暗い」というもので、これは縮瞳のため眼の中に入る光の量が減少したことを示すものです。ひどい縮瞳の人のなかには、ひとみがどこにあるか、位置がわからなくなった人もいたということです。平均すると瞳

COLUMN3

孔の直径が二ミリ前後~四ミリ未満だったようです。（ふつう、正常者の瞳孔径は、若い人で六ミリ前後、高齢になるに従い小さくなっていきます。）

瞳孔が縮まれば、今いったように光の量が減少しますから、眼の前が暗く感じますが、視界が狭く感じる人もいるでしょう。これが「視野《しや》の狭窄《きょうさく》」とただちに結びついているかどうかは現状では不明の点がありますが、瞳孔が極端に縮まったための症状と説明するよりは、中枢神経の症状のひとつと考えてよいと思われます。

入院した人、外来受診者、そのまま様子をみた人を通じて、最も多かった訴えが、「鼻水」でした。もちろん気道分泌亢進《きどうぶんぴつこうしん》の症状です。

もう一度、眼の症状にもどりますが、眼前が暗くなると同時に、物がぼんやり見えると訴える人がかなり多く、これは副交感神経緊張亢進《ふくこうかんしんけいきんちょうこうしん》のため眼球内部の毛様体筋が収縮した結果、水晶体が厚くなって、近くの物にはピントは合うが、遠くの物にはピントが合わなくなった状態を示しています。

入院者、外来受診者、様子を見た者を通じて頭痛を感じた者は、ほとんど全員だったようです。

サリン中毒の治療は、さきほど言ったムスカリン作用を抑える副交感神経遮断薬《ふくこうかんしんけいしゃだんやく》の硫酸アトロピンの大量静注《じょうちゅう》しかありません。この薬は、ふつう全身麻酔をかける前に少量静脈注射します。多く使うとしてもせいぜい数アンプルです。これを大量に（今回は一人の患者に二十四時間で百アンプルも使った病院があった）静脈注射し、同時に輸液も大量に行います。

アトロピンの他に、ＰＡＭという薬品があり、これはコリンエステラーゼに結合したサリンを切り離してコリンエステラーゼを元来の働きに賦活化《ふかつか》させる作用があります。しかし、一度サリンがくっついてしまうと、二〜三時間以内に使わないと無効だということです。使ってみてもよい薬ですが、さきほど言った硫酸アトロピンの大量投与が先決のようです。

要は、いかに早く対処するかにかかっているのですが、サリンは無味無臭・無色の液体で、非常に気化しやすく、直接触れた場合はもちろんのこと、衣服やはきものに付着しても、空中で吸い込んでも、ただちに中毒症状が発現しますから、対処法として「これだ！」といえるものがない現状です。このようなものを、群衆に対して使用したという犯罪がいかに残忍で許しがたいものか、お解りいただけると思います。

強いて言うならば、人ごみのなかで、急に同時に、まわりの人たちが「鼻水をたらしはじめ、クシャミ、せきこみはじめ、目の前が暗くなりはじめたら」サリンの可能性が十分考えられ、行動力の残っている人が携帯電話で一一〇か一一九番する。個人がターゲットになった場合も同様です。

二度あることは三度あるとよく言われます。三度目のサリン事件が起こらないことを祈り、かつ過去の事件の犠牲者のご冥福を祈り、植物人間になられた方に一日も早いご回復を祈りつつ、この筆を置きます。

5 成人病と眼

糖尿病による眼の病気

糖尿病とは

糖尿病は、よく耳にする病気のひとつです。誰しも身近に糖尿病といわれている人が何人かいるのではないでしょうか。

現在わが国では約六百万人の糖尿病患者がいて、しかも増加傾向にあるといわれます。四十歳以上では約一〇パーセントの人が糖尿病と推定されています。それほど糖尿病は頻度の高い病気なのです。

古くは古代エジプトの時代に糖尿病患者の記録が残っており、もしかすると人類は発祥の時から糖尿病と付き合ってきたのかもしれません。

では糖尿病とはどんな病気なのでしょう。一言でいうとインスリンというホルモンの分泌が不足したり、インスリンの作用が不充分となる病気です。インスリン分泌の状態によって基本的には二つのタイプに分けられます。インスリン依存型糖尿病（Insulin dependent diabetes mellitus ＝ＩＤＤＭ）とインスリン非依存型糖尿病（Non-insulin dependent diabetes mellitus＝ＮＩＤＤＭ）です。

簡単に言えば、インスリンが絶対的に不足していて生きていくためにインスリンの注射がどうしても必要なのが、インスリン依存型糖尿病で、それ以外がインスリン非依存型糖尿病ですが、長い経過のうちにインスリン非依存型糖尿病が、インスリン依存型糖尿病に移行していくものなどもあり、分類は簡単ではありません。

日本では、糖尿病の患者さんの大部分は、インスリン非依存型糖尿病のタイプです。

◆糖尿病の症状

糖尿病では血液中のブドウ糖を一定に保つ身体の働きが弱くなるので、血液中のブドウ糖が多くなったり（高血糖《こうけっとう》）、尿にブドウ糖が漏れて出てきたり（尿糖《にょうとう》）します。

それだけでは痛くもないし自分では気がつきませんが、病状が重くなってくると喉が渇いてよく水を飲む（多飲《たいん》）、頻繁にトイレに立つ（多尿《たにょう》）、身体がだるいなどの症状が出てきます。放っておけば最悪の場合は昏睡《こんすい》を起こして死に至ることもあります。そして糖尿病であることを知らないまま、また充分治療をしないで何年も悪い状態で過ごしているうちに身体中の血管がいたんでいろいろな病気を起こすのです。

一般に糖尿病は直接死因となるより、間接的な死因となっていることが多いため

◆症◆例◆

定期検診で「尿糖」を指摘されて

会社の定期検診で「尿糖《にょうとう》」を指摘されたI氏は、精密検査を受けるため病院を訪れました。I氏は尿糖が出たことにショックを受け、待ち時間中、いろいろと考えごとをしていました。

最近は暴飲暴食が続いて、やや太り気味かなと思っていましたし、運動不足だったことは確かです。からだがだるいと感じてはいましたが、それは五十歳をすぎた歳のせいだと思っていました。でも、夜中に喉《のど》が乾いて水を飲み、トイレにいく回数が多くなったことが、糖尿病だった母親の症状に似ているので、「自分もひょっとしたら糖尿病かもしれない」と心配していた矢先のことでした。

I氏は内科の診察室に呼ばれ、ひととおりの診察を受けたあとで、つぎの来院時に糖尿病の検査を受けるように指示されました。

その検査とは、朝食を食べないで来院し、定まった量のブドウ糖液を飲んで、三十分毎に何回か採血と採尿をして、血糖値の変化と尿糖の計測をするというものでした。その結果、I氏は軽い糖尿病とのことで、食事療法のみでの治療をすることになりました。

同時に内科の先生からの紹介で、糖尿病の合併症のひとつである「糖尿病網膜症」の検査のため、眼科を受診しました。

I氏は、眼にはこれといった症状がないので、大丈夫だと思っていました。しかし、症状がでてからでは手遅れだといわれ、指示どおり検査をうけることにしたのです。

眼科での検査の結果は、I氏の眼底は正常で、いまのところ「糖尿病網膜症」は認められません。このことを告げると、I氏はほっと胸をなでおろしました。

しかし、血糖のコントロールと食事に十分注意して、最低でも年一回は眼底検査を受けるよう釘をさされました。

か、死因のなかではさして重要視されていませんが、慢性疾患のため、現代の重要な死因である「心筋梗塞」、「脳卒中」の素因ともなり、またそれを悪化させる誘因ともなります。

◆糖尿病の合併症

さらに糖尿病は、他のいろいろな病気に悪い影響を与えるほかに、恐ろしい三つの合併症をもっています。

この三つの合併症とは、「糖尿病網膜症《とうにょうびょうもうまくしょう》」、「糖尿病性腎症《とうにょうびょうせいじんしょう》」、「糖尿病性神経障《とうにょうびょうせいしんけいしょう》害《がい》」です。

「糖尿病性腎症」が進行して腎不全にいたれば、血液透析《けつえきとうせき》や腹膜透析《ふくまくとうせき》など透析療法が必要になりますし、「糖尿病性神経障害」のある人では、下肢の循環不全に感染などが重なると、壊疽《えそ》を起こして足の指や下肢《かし》の切断を余儀なくされることもあります。いずれも進行すれば生活上にも大きなハンディを背負うことになります。

◆失明の危険性

とくに「糖尿病網膜症」は、「失明」という重大な障害を残す危険性があります。一年に約三千人の糖尿病患者が失明にいたっているといわれています。

ある調査によると、糖尿病網膜症による失明の原因のうち、約七六パーセントは、「糖尿病発見の遅れ」、「治療不十分、放置」などとなっています。網膜症は進行すればするほど治療は困難になり、視力回復の率も低くなります。

年齢的には、ちょうど働き盛りの五十代、社会的にも、経済的にも脂の乗りきった時期のケースが多く、失明によって社会的地位も経済的基盤も失われることになり、人生が台無しになるだけでなく、大切な家族も苦しむことになります。

糖尿病は身近でありふれた病気ですが、このように決して甘く見てはいけない、こわい病気です。残念ながら糖尿病はまだ完全に治すことはできませんが、血糖を正常に近い状態に保ってコントロールしていけば、合併症を起こさずに糖尿病のない人と変わらない生活を送ることができます。たとえば女性の方では子供を産むことも可能です。

◆合併症を抑える血糖コントロール

血糖コントロールを表す指標にグリコヘモグロビンエーワンシー（HbA1C）という値があります。これは遡《さかのぼ》って一カ月位前の血糖値の平均値を表す検査値で、正常値は四～六パーセントといわれています。

アメリカで一九八二年に始まったインスリン依存型糖尿病に対する多施設研究の結果では、HbA1cを六～七パーセントに保ったグループは、コントロールの悪いグループと比較して、糖尿病網膜症の発生を七六パーセント減少させた、との結果が出ています。その他の糖尿病の合併症に対しても発生が抑えられたそうです。

患者さんごとに、インスリン依存型糖尿病か、インスリン非依存型糖尿病か、合併症の具合、年齢などの身体の状態で目標にする血糖コントロールは多少違ってきますが、この結果のようになるべく血糖を正常に近づけて合併症を起こさないことが大切です。

◆網膜症の初期には自覚症状がない

糖尿病網膜症の初期にはほとんど自覚症状はありませんが、視力障害が出てきた時には、網膜症はかなり進行していることが多いのです。自覚症状が乏しいために仕事が忙しいなどと糖尿病網膜症の検査どころか、肝心の糖尿病のコントロールまでおろそかになってしまう人もいますが、糖尿病も他の病気と同じで、早期に発見し、早期に適切な治療を受けることが大切です。糖尿病のコントロールをしっかり行なうのはもちろんのこと、定期的に最低でも年一、二回の眼底検査を受けて欲しいと思います。

◆症◆例◆

糖尿病管理で視力を守る

Aさんも Bさんも、働き盛りのサラリーマンです。二人に共通する点は糖尿病で病院通いの身であり、糖尿病による眼の合併症があるといわれていることです。しかし、性格は全く対照的です。

Aさんは几帳面で、糖尿病の発見はやや遅れましたが、医者のいうことをきちんと実行するタイプです。いままでの無理がたたってか、最近、やや体調をくずしています。

逆にBさんは楽観的で、医者のいうことをなかなかきかないタイプです。多飲多食のために太り気味で、標準体重よりかなりオーバーしています。

二人の眼底には、「糖尿病網膜症」の初期の変化として、「毛細血管瘤」、「出血斑」、「硬性白斑」などがすでに見られました。

まずBさんは、糖尿病による血糖の上がりすぎで、脳の働きが弱まり意識をなくしてしまう「糖尿病性昏睡」を起こして以後、心をいれかえました。

まず体重を減らそうと考えましたが、自分では思うようにはできません。入院して食事のカロリー計算と栄養のバランスのとりかた、運動療法の仕方をしっかり学び、いまでは薬と食事のコントロールだけで、眼の合併症も進行せず、良い視力を維持しています。

Bさんのような肥満型の糖尿病は、カロリー・コントロールで標準体重まで減量すれば、食事療法のみで良好な経過をたどることができます。

一方Aさんは、眼に糖尿病の変化があるといわれたのをきっかけにして、まず生活のパターンを変えることから始めました。いままで「夜型人間」であったのを改め、睡眠時間を最低七時間取るようにしました。日に四十本以上吸っていたタバコもやめました。Aさんのことですから、食事や運動療法もきちんと守られています。

Aさんの場合は、糖尿病の原因でもあるインスリンの分泌が非常に悪く、インスリンを注射しなければ、うまくコントロールできません。しかし、Aさんは、携帯用自己測定器を使って血糖値を毎日測定し、試験紙で尿糖をチェックすることによってうまく自己管理し、眼の合併症の進行を阻止しています。

Aさんも B さんも、「糖尿病網膜症」の初期変化が見られました。しかし、二人とも糖尿病のコントロールに成功し、網膜症の進行を阻止しています。これは自分の中にひそむ誘惑に打ち勝って、自己を管理することができたという努力の結果なのです。

糖尿病は、ケンカ別れしてはいけない病気です。なだめたりすかしたりしながら、一生仲よくつきあってゆく病気と考えるべきでしょう。

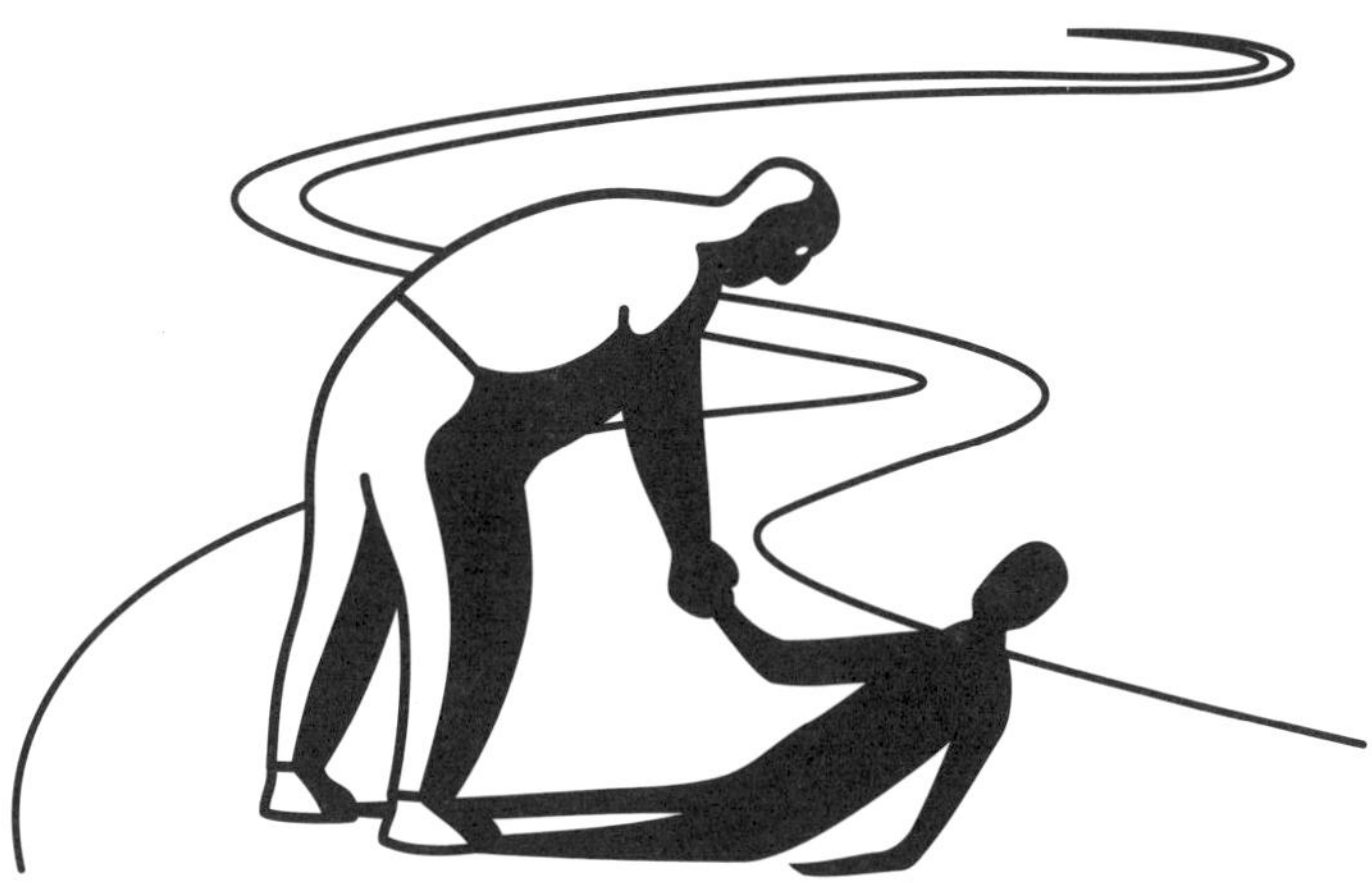

糖尿病網膜症《とうにょうびょうもうまくしょう》

◆単純網膜症《たんじゅんもうまくしょう》

糖尿病で血糖の高い状態が続くと、網膜の血管の壁の一部が弱くなって、こぶのようにふくれ上がったり（毛細血管瘤《もうさいけっかんりゅう》）、やぶれて小さい出血を起こしたり（出血斑《しゅっけつはん》）、また、出血や浮腫が吸収されたあとが白い点となって残っている（硬性白斑《こうせいはくはん》）が見られるようになります。この状態が「単純網膜症《たんじゅんもうまくしょう》」です。「良性網膜症《りょうせいもうまくしょう》」あるいは「背景網膜症《はいけいもうまくしょう》」ともいわれます。

このような初期の段階であれば、糖尿病のコントロールをしっかり保つことで、これらの変化は消失する可能性はあります。ただし、一～二カ月の血糖のコントロールが良好であるだけではダメで、最低、半年から一年間、良好な状態を保ち、それを続けていかなければなりません。気の長い話のようですが、これが最も単純で、しかも確実な方法なのです。

糖尿病網膜症をはじめとする糖尿病の合併症は、糖尿病になってどのくらいの期間が経過したかと、その期間中の糖尿病のコントロール状態がどうであったかに比例してあらわれることが、多くの研究により明らかにされています。

ごく初期には網膜の中心（黄斑部《おうはんぶ》）に針の先でついたような小さな赤い点と

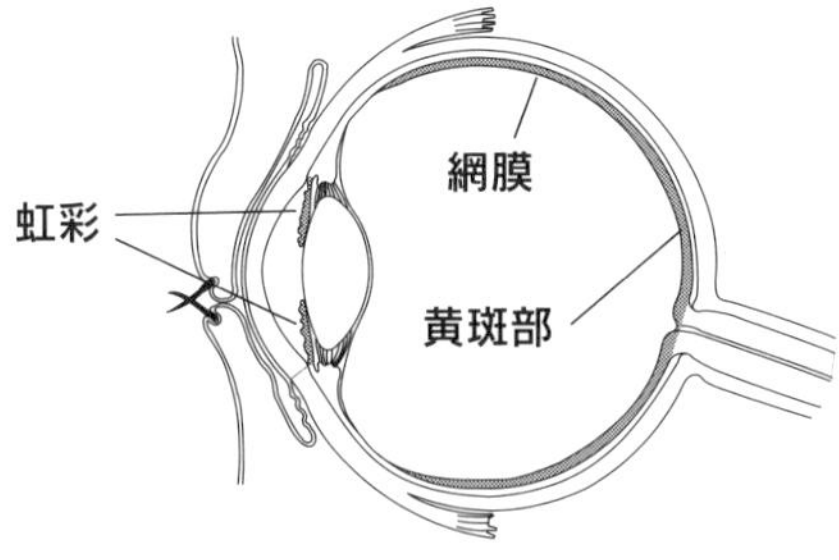

して毛細血管瘤だけが認められることもありますが、このような変化を生じるまでに糖尿病になって既に五〜十年の時間が経っているといわれています。

インスリン依存型糖尿病の患者さんでは糖尿病の発症が劇的で、糖尿病になってからの期間（罹病期間）は正確にわかるのですが、日本では糖尿病といわれている人たちの多くがインスリン非依存型糖尿病で、いつから糖尿病になったかは正確にはわかりません。

ですから糖尿病と診断されてからの年数がまだそれほど経っていなくても安心はできません。定期チェックが必要なのです。

◆前増殖網膜症《ぜんぞうしょくもうまくしょう》と増殖網膜症《ぞうしょくもうまくしょう》

糖尿病網膜症の初期には、血糖のコントロールだけで進行を阻止し、さらに治すことも可能です。したがって、初期の糖尿病網膜症の治療の主体は内科で、眼科では、定期的に眼底検査を行って網膜症の進行をチェックすることになります。

しかし糖尿病が悪いまま放置され、網膜症がある程度進行すると、網膜の細い血管がつまりはじめ（毛細血管床閉塞《もうさいけっかんしょうへいそく》）、網膜は酸素不足に陥り、ＳＯＳを発するようになります。この状態になった網膜症を「前増殖網膜症」といいます。

この時期の眼底には出血も硬性白斑も増えてきますが、一見、綿ぼこりのような小さなむくみ（軟性白斑《なんせいはくはん》）も表れてきます。これは網膜の小さい範囲の梗塞《こうそく》です。

さらに毛細血管が拡張したり蛇行したり不自然な様子（網膜内細小血管異常《もうまくないさいしょうけっかんいじょう》）を見せるようになります。この「酸素不足」という非常事態に対する生体の反応として、眼は突貫工事で、新しい血管（新生血管《しんせいけっかん》）を作って対処しようとしますが、いかんせんこの血管は非常にもろいため、のちに失明につながる大出血を引き起こしてしまうのです。

このように網膜に新生血管が生じたり、新生血管を含んだ膜状の組織（増殖組織）が眼の中にクモの巣のようにはった状態を「増殖網膜症《ぞうしょくもうまくしょう》」といいます。

酸素不足が高度だと、新生血管は網膜上だけでなく茶目（虹彩）にも生えてきて、「緑内障」（血管新生緑内障《けっかんしんせいりょくないしょう》）を起こしてきます。この緑内障はとても治療が難しいものです。

また眼の中にはびこった増殖組織が網膜を眼の壁から引っ張ると網膜剥離《もうまくはくり》（牽引性網膜剥離《けんいんせいもうまくはくり》）の状態になり、糖尿病網膜症の末期では、血管新生緑内障《けっかんしんせいりょくないしょう》や牽引性網膜剥離《けんいんせいもうまくはくり》のために、眼の機能が失われて失明に至ります。

◆症◆例◆

外科的治療で網膜症を改善

医者の不養生というのか、整形外科医であるM氏は、自分が糖尿病であると知っているにもかかわらず、数年間も放置し、暴飲暴食を繰り返していました。眼が見えなくなって、あわてて糖尿病の治療に専念しましたが、眼のほうは硝子体出血を起こしており、あとのまつりという状態です。

M氏の場合は、「レーザー光凝固療法」と「硝子体手術」が行われ、ある程度の視力を維持するのに成功しています。

また、小児科医であるA氏も、糖尿病があるにもかかわらず放置し、腎臓の働きが悪くなってから糖尿病の治療を開始しました。

眼のほうは眼底の中心（黄斑《おうはん》）にむくみを生じてしまい、かなり視力が悪くなっています。A氏も、色素（ダイ）レーザーを用いた「黄斑部光凝固療法《おうはんぶひかりぎょうこりょうほう》」で、二段階以上の視力の改善を得ることができました。

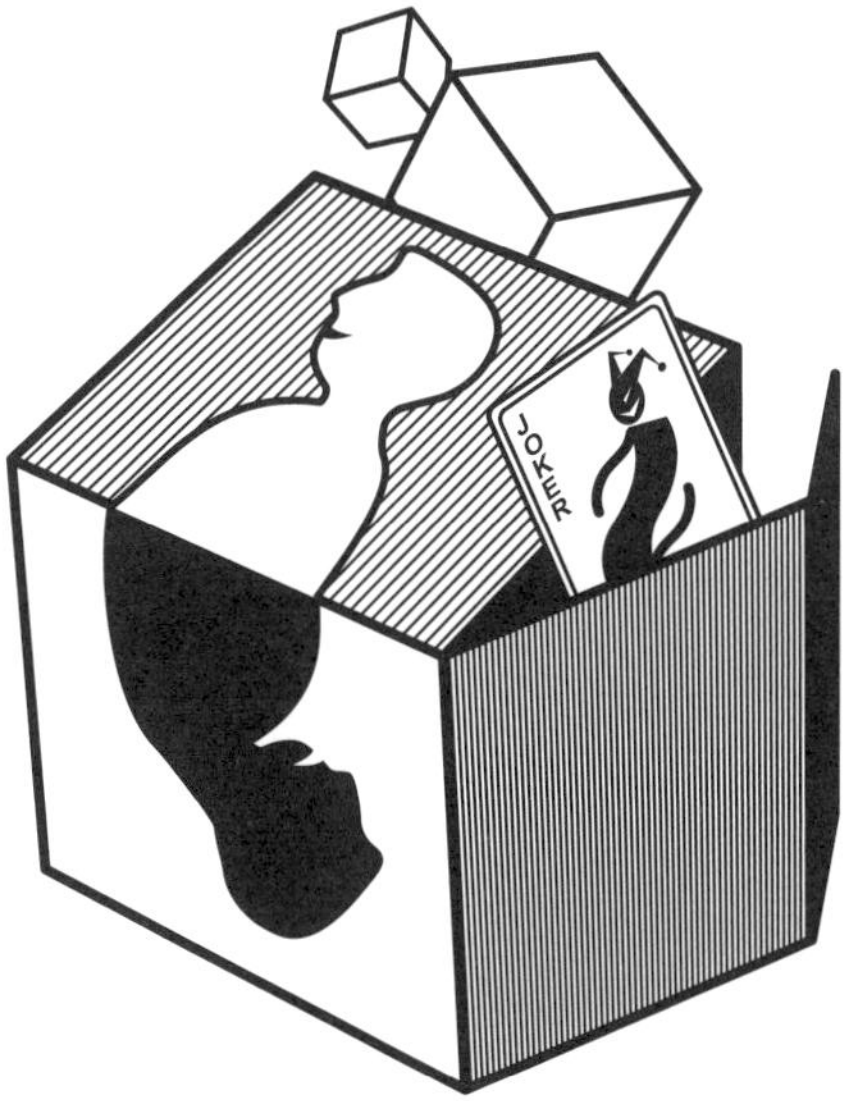

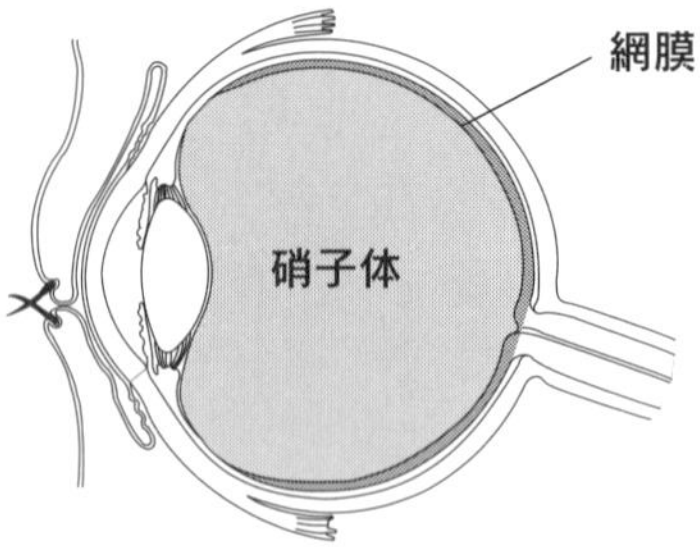

光凝固療法《ひかりぎょうこりょうほう》と硝子体手術《しょうしたいしゅじゅつ》

網膜症が前増殖網膜症や増殖網膜症に進行すると、血糖のコントロールという内科的治療に加えて積極的な眼科的治療が必要となります。治療の主力は、レーザー光線による「光凝固療法」と「硝子体手術」です。

◆光凝固療法

光凝固療法は網膜症の根治療法ではありませんが、網膜症の進行を抑える効果が認められており、現在広く一般的に用いられています。

これは、網膜の細い血管がつまって（毛細血管床閉塞《もうさいけっかんしょうへいそく》）血流不良に陥っている網膜（無血管野《むけっかんや》）を、視力に大切な中心部を除いて、数百から数千発のレーザー光線で焼きつけて網膜を間引き、眼内の酸素不足を解消する治療です。

光凝固によって網膜症の進行が阻止されて、新生血管の発生が抑えられたり、すでにある新生血管も枯れて細くなり、大出血を起こす危険性が低くなります。

◆硝子体手術

しかし網膜症が進行して、眼球内に大出血（硝子体出血《しょうしたいしゅっけつ》）を起こして眼内が混濁したまま、それが薄らぐ様子がない時や、膜状の増殖組織が網膜を引っ張って網膜剥離（牽引性網膜剥離《けんいんせいもうまくはくり》）を引き起こした場合には、混濁物や牽引物を取り除く、「硝子体手術」が行われます。この手術には、二～四週間程度の入院を必要とします。

ここ数年の間、硝子体手術の進歩はめざましく、その術後成績は年々向上していますが、この手術も万能というわけではなく、視力回復には限界もあります。

◆糖尿病による黄斑症《おうはんしょう》とその治療

糖尿病による著しい視力障害は、硝子体出血や網膜剥離による場合のほか、網膜中心で、視力に大きく関係する黄斑の障害（黄斑症）による場合があります。

これには黄斑のむくみ（黄斑浮腫《おうはんふしゅ》）や黄斑部の網膜の萎縮などがあります。それまで眼には自覚症状のなかった糖尿病の患者さんが、数カ月の間に急に視力が低下して黄斑症が発見されることがあります。

また、糖尿病による眼の合併症がすでに進行していて、光凝固療法で大出血の危機を脱出してから、ある程度期間が過ぎて起ってくる場合もあります。や

【高圧酸素療法】

機械内の酸素圧を高めた小部屋に入り、しばらくすごすもので、特殊な設備が必要

はり網膜の血管の障害が関係しているようです。

黄斑浮腫に対する治療方法は、内服薬、高圧酸素療法、黄斑部光凝固療法などいくつかありますが、いずれも全てに効果があるというものではありません。最近ではレーザー光凝固装置の進歩、とくに色素（ダイ）レーザーの出現により、レーザーの色調を選択して、いままでは困難だった黄斑の光凝固が可能になり、黄斑浮腫に対しても、ある程度効果があることがわかってきました。

しかし、この方法も硝子体手術と同様に、すべてに効果があるわけではありません。硝子体手術も光凝固療法も万能ではなく、眼に対するダメージが全くないわけではありません。

繰り返しになりますが「糖尿病網膜症」の治療は、まず網膜症の発症を抑えること、そして出来るだけこれらの治療が必要にならないよう、初期の段階でくい止めることが肝心です。

網膜症の進行に対しては血流不全に陥った網膜からホルモンが分泌されると考えられており、いろいろな物質が研究されています。

さらに研究が進むと網膜症進行の予測が可能になったり、網膜症の発生や進行を防ぐ物質が発見されるかもしれません。

そしていつか近い将来には医学の発展によって糖尿病自体が完治できる時が来るでしょう。医学の恩恵が受けられるその時まで、糖尿病をうまくコントロールしながら健康で有意義な人生を送りましょう。

高血圧・動脈硬化による眼の病気

高血圧《こうけつあつ》とは

「高血圧」も糖尿病などと同じくよく耳にする病気です。

「血圧」とは心臓から送り出された血液の流れが血管の壁に与える圧力のことですが、高血圧は、その圧力が正常より高くなった状態です。一般的にはWHO（世界保健機関）の定義が使われていて、上の血圧（収縮期血圧《しゅうしゅくきけつあつ》）が一六〇mmHg以上、下の血圧（拡張期血圧《かくちょうきけつあつ》）が九五mmHg以上を高血圧と呼んでいます。

高血圧の中には腎臓や副腎などの病気が元になって起こるもの（二次性高血圧《にじせいこうけつあつ》）もありますが、多くの場合ははっきりした原因はわからない「本態性高血圧《ほんたいせいこうけつあつ》」と呼ばれるものです。

動脈硬化《どうみゃくこうか》とは

高血圧とともに語られるもう一つの重要な病気があります。「動脈硬化」です。

動脈硬化は、動脈の壁が厚く硬くなった状態で、血管の中の血液が流れるスペースが狭くなり、血管が拡張しにくくなっています。

そのため血液を全身に送り出すのに、より大きな圧力が必要な状態（高血圧）となり、また血管の細い部分では血液が滞り、詰まりやすくなります。

高齢者にみられる収縮期血圧の高い状態ではこのように動脈硬化も原因と考えられています。動脈硬化の原因には年齢を重ねること自体の他に、「高脂血症《こうしけっしょう》」、「肥満」、「喫煙」、「糖尿病」などが挙げられますが、「高血圧」は重要な原因の一つです。

死の四重奏

高血圧と動脈硬化は、高血圧によって動脈硬化になり、動脈硬化によって高血圧が悪化するというようにお互いが関連していますので切り離して考えることはできません。

一般に成人病として問題となる病気では血液循環が悪くなることが大きく関係しています。「心筋梗塞《しんきんこうそく》」も「脳梗塞《のうこうそく》」もそうです。そのために高血圧は「サイレントキラー（静かな殺し屋）」とも呼ばれているのです。

さらに、「高血圧」、「肥満」、「糖尿病」、「高脂血症」の四つがそろうと

「狭心症《きょうしんしょう》」や「心筋梗塞」などの心疾患で死亡する危険性が高まるという統計があり「死の四重奏」といわれています。

高血圧も動脈硬化もそれだけでは何も症状はありませんが、やはり早期発見、早期治療が大切です。

高血圧については塩分制限を心がけ、適度な運動を行ってスマートになるだけでもずいぶん良くなることもありますが、何か原因となる病気がある時や、なかなか良くならないときには、主治医とよく相談することが必要です。

動脈硬化についても、長い間に少しずつ硬く細くなった血管は簡単に元には戻りませんが、栄養バランスの良い食事をとり、適度な運動を続け、動脈硬化を悪化させないよう気をつけましょう。

特にタバコは良くありません。いろんな実験や研究で、喫煙すると三十分以上も極度に血管が収縮して血流が悪くなることが確かめられています。

眼底検査《がんていけんさ》はなぜ必要か

「眼底検査」とは瞳から光を入れて主に眼球の内側の網膜を観察する検査です。多くの場合、瞳を広げる点眼薬をつけてから行われます。

この検査には二つ大きな意義があります。

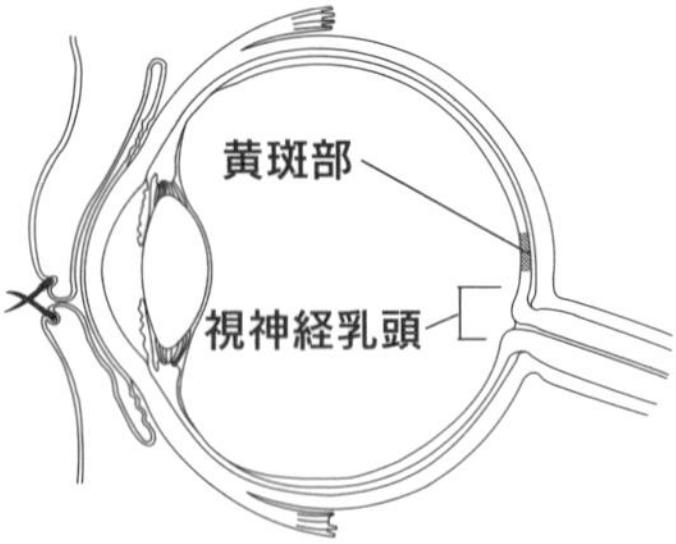

一つは高血圧や動脈硬化に関連して起こってくる「眼底出血《がんていしゅっけつ》」などを早期に見つけて視力低下を防ぐことです。例えば「網膜静脈閉塞症《もうまくじょうみゃくへいそくしょう》」や「網膜動脈閉塞症《もうまくどうみゃくへいそくしょう》」、また「網膜細動脈瘤《もうまくさいどうみゃくりゅう》」といった病気です。

もう一つは全身状態を管理するという重要性です。

人体広しといえども、血管を直接見るのに「眼底」に優るものはありません。網膜の血管の状態を知ることで全身の血管の変化をある程度推測することができるのです。

高血圧と動脈硬化はそれぞれ影響しあっているので、眼底の変化が高血圧によるものか、動脈硬化によるものかをはっきり区別することはなかなか難しいのですが、基本的には次のようになります。

◆高血圧による眼底の変化

血圧が高くなると血管の壁に圧力がかかって緊張します。血管は収縮して細くなり（狭細化《きょうさいか》）、血液が流れるスペースが狭まって流れにくくなります。

血管のある部分では壁が強く収縮してくびれができ、血管の太さが違うところ（口径不同《こうけいふどう》）が見られたりします。

さらに高血圧の持続によって血管の壁の働きが衰えると、血液中のいろいろな成分が血管外に漏れ出して網膜のむくみを生じたり、壁が破れて出血が起こったりします。細い血管が詰まってごく小さい範囲の網膜の梗塞が起こると、そこには綿ぼこりのような小さなむくみ（軟性白斑《なんせいはくはん》）も見られるようになります。

高血圧の程度があまりにひどいと視神経乳頭《ししんけいにゅうとう》にまでむくみ（乳頭浮腫《にゅうとうふしゅ》）が起こってきます。

網膜の中心で物をみる働きをしている黄斑に浮腫が及ぶと、視力低下やゆがみなどを自覚するようになります。

高血圧の治療で網膜の変化はだんだんに消えていきますが、それにはときに何カ月もかかることがあります。黄斑への影響が残ると視力は低下したまま回復しないこともあります。

◆動脈硬化による眼底の変化

網膜の血管の壁はほとんど透明で、実際に見えているのは、中を流れている血液の色です。

動脈は酸素を多く含んでいて明るい赤色にみえ、静脈は動脈に比べて暗く、少し幅が広く見えます。動脈の壁に硬化の変化が起こると、壁の弾力性が失われて厚みを増していきます。

血液の流れるスペースが狭くなると同時に血管の壁が不透明になり、壁を通して見える動脈血の色が白く濁って赤銅色に（銅線動脈《どうせんどうみゃく》）さらに硬化が進むとまるで血液が流れていないかのような白い筋（銀線動脈《ぎんせんどうみゃく》）に見えます。

網膜上ではあちらこちらで動脈と静脈が交叉していますが、交叉部では動脈と静脈が一部血管の壁を共有しています。そのため、動脈の壁が硬化すると、交叉部で静脈が押し下げられて細くなったり、屈曲したり、途切れて見えたりする「交叉現象《こうさげんしょう》」が認められるようになります。

さらにひどくなると交叉部で静脈が詰まってしまい、交叉部を頂点にして扇状に網膜出血が広がる「網膜静脈閉塞症」などを起こしてくることもあります。

◆眼底変化の評価

眼底の評価にはKeith-Wagener分類やScheieの分類などがよく用いられます。K-W分類は本来は本態性高血圧症の眼底所見を評価しているもので、本態性高血圧症をまず悪性と良性の二群に分け、そのそれぞれを、さらに二群に分けたものです。

この四群は程度を表しているものではありませんので、例えば網膜静脈閉塞症を起こした場合でも普通はⅡ群に分類されます。

高血圧の分類

Ⅰ. Scheie 分類（1957）

程度	硬化性変化	高血圧性変化
1度	動脈血柱反射が増強している。軽度の動静脈交叉現象がみられる。	網膜動脈系に軽度のびまん性狭細化をみるが口径不同は明らかでない。動脈の第2分岐以下では時に高度の狭細化もありうる。
2度	動脈血柱反射の高度増強があり，動静脈交叉現象は中等度となる。	網膜動脈のびまん性狭窄は軽度または高度。これに加えて明白な限局性狭細も加わって，口径不同を示す。
3度	銅線動脈，すなわち血柱反射増強に加え，色調と輝きも変化して銅線状となる。動静脈交叉現象は高度となる。	動脈の狭細と口径不同はさらに著明（高度）となって，糸のようにみえる。網膜面に出血と白斑のいずれか一方あるいは両方が現れる（注意参照）。
4度	血柱の外観は銀線状（銀線動脈）。時には白線状になる。	第3度の所見に加えて，種々な程度の乳頭浮腫がみられる。

（注）：通常出血と白斑の両方が現れた場合を3度とする。ただし，動脈の狭細が著しいときは出血のみでも3度と判定する。

Ⅱ. 網膜細動脈硬化の程度分類（Scheie 分類慶大変法 1957～58）

程度	所　見
1度	動静脈交叉部において動脈の下を走る静脈が，動脈に接する部で軽度に混濁し、あるいはわずかに陥凹を示す。
2度	動静脈交叉部において一見明らかな変化がみられるが，静脈血柱が動脈壁に接する部分で隠伏途絶する現象がない。
3度	交叉部において静脈血柱が隠伏途絶して動脈壁に達しない。
4度	銀線動脈を認め，かつ3度所見がいっそう著明となる。
備考	1. 判定の基準を主として交叉現象に求め，血柱反射増強は第4度においてのみとくに考慮し，1～3度では参考にとどめる。 2. 乳頭周囲約1乳頭径の交叉部所見は採用しない。

Ⅲ. Keith-Wagener 分類慶大変法

眼底病名	Keith-Wagener 群別		眼底所見
眼底正常	Ⅰ群		（S_0H_0）所見なし（まれ）（Keith-Wagener 0群）
			網膜動脈の軽度の狭細および硬化（Scheie 変法1度）
高血圧眼底 Fundus hypertonicus	Ⅱ群	a	動脈硬化明らかとなり（Scheie 変法2度以上），狭細もⅠ群に比べて高度となる。
		b	上記に加えて，動脈硬化性網膜症または網膜（中心）静脈（枝）閉塞症がみられる。
高血圧性網膜症 Retinopathia hypertonica	Ⅲ群		著明な硬化性変化に加えて，血管痙縮性網膜症がある。すなわち，網膜浮腫・綿花状白斑・出血が認められ，動脈狭細が著しい。
	Ⅳ群		上記Ⅲ群の所見に加えて，測定不能の程度以上の乳頭浮腫がある。

（注）1. 各群ともに，必ず硬化性変化の程度（Scheie 分類変法）を付記する。
2. 血管痙縮と動脈硬化（Scheie 変法2度）以上があっても網膜症のないものはⅡa群に入れて経過を観察する。
3. 網膜動脈硬化が著明でないものは，眼底所見のみによってⅣ群と判定してはならない。全身所見を十分に考慮すべきである。
4. 高血圧なくして，網膜動脈の硬化・痙縮などがあれば，その主な症状に従って病名（網膜細動脈硬化・網膜動脈アテローム硬化症・網膜動脈痙縮症など）を付し，血管病変の程度を付記しておく。
5. 急性血管痙縮性網膜症・本態性高血圧以外の血圧亢進による眼底病変は別個に考える。
6. Keith-Wagener 分類を，特別の場合を除き，眼底所見の分類と解する。

網膜静脈分枝閉塞症《もうまくじょうみゃくぶんしへいそくしょう》

動脈と静脈は網膜のあちらこちらで交叉していますが、その交叉部で静脈がつまったのが「網膜静脈分枝閉塞症」です。

眼底を見るとその交叉部を頂点にして扇状に広がる特徴的な網膜の出血が見られ、網膜がむくんで厚くなっています。

出血の場所によっては、ほとんど自覚症状がないこともありますが、出血やむくみが黄斑にかかると、視力が下がったり物が歪んで見えたりします。

出血は自然に吸収されますが、それには一年近くかかることもあります。黄斑の出血やむくみの吸収に時間がかかると、黄斑の機能が低下して視力が悪くなるので、治療が必要になります。

血管強化剤《けっかんきょうかざい》、吸収促進剤《きゅうしゅうそくしんざい》などの処方や、「レーザー光凝固療法」が行われます。

出血が引いた後、その部分の網膜の血流が悪くなって無血管野《むけっかんや》となり、何カ月も経ってから「新生血管《しんせいけっかん》」というもろい血管ができて、今度は眼球の中に出血（硝子体出血）を起こしてきます。

これは「網膜静脈分枝閉塞症」の晩期合併症です。人によってはこの合併症を起こして初めて、以前に網膜静脈分枝閉塞症を起こしていたことがわかることもあります。このような合併症予防のためも、内服治療の他に「レーザー光凝固」が必要となります。

網膜中心静脈閉塞症《もうまくちゅうしんじょうみゃくへいそくしょう》

眼の奥、網膜には動脈、静脈という二種類の血管があることをお話ししましたが、それぞれの血管は四本の大きな枝に分かれます。この枝で閉塞症がおこったものが、「網膜静脈分枝閉塞症」ですが、この四本の枝の「根元」で静脈が詰まったものが「網膜中心静脈閉塞症」です。分枝閉塞症より症状も経過もより重症です。

眼底を見ると、もどりきれなくなった血液があふれて眼底全体が血だらけの状態になっています。やはり黄斑が出血とむくみで腫れて、視力は低下します。発症して、まだあまり時間が経っていなければ、静脈の詰まりを溶かして状態を改善することができるので、血栓溶解剤《けっせんようかいざい》の点滴を約一週間ほど続けます。

閉塞の状態が良くなると、うっ血がとれて出血やむくみが減ってきます。しかし閉塞が改善しないものでは、網膜の血流が悪くなって網膜全体に無血管野《むけっかんや》が形成され、数カ月すると網膜上や茶目（虹彩《こうさい》）の上に新生血管が発生して（虹彩ルベオーシス）治療困難な緑内障（血管新生緑内障《けっかんしんせいりょくないしょう》）がおこってきますので、網膜全体へのレーザー光凝固治療が必要になります。

残念ながら視力はかなり悪くなってしまうことが多く、重症の人では〇・一程度になってしまうことも珍しくありません。

網膜中心動脈閉塞症《もうまくちゅうしんどうみゃくへいそくしょう》と網膜動脈分枝閉塞症《もうまくどうみゃくぶんしへいそくしょう》

網膜の「静脈」が詰まると、戻りきれなくなった血液があふれて出血を起こしてきますが、「動脈」が詰まると血液が流れていかなくなるので、網膜は白くむくみます。これと同じことが心臓で起これば「心筋梗塞《しんきんこうそく》」、脳で起これば「脳梗塞《のうこうそく》」ということです。組織は数十分血液が通わなければ壊死《えし》になって働きは戻りません。壊死になった網膜は光を感じることができなくなり、その部分は「視野欠損《しやけっそん》」として残ります。

「網膜中心動脈閉塞症」では、網膜全体に血液を送っている動脈の根元で血管が詰まるので、急に視野の全体が見えなくなります。電気が消えたようになったと表現する人もいます。

動脈の一部が詰まったものが「網膜動脈分枝閉塞症」で、視野の上半分や下半分が見えなくなります。動脈が詰まるということは重大事ですが、痛みはありません。

一過性で、数分で明るさが戻ってくることもありますが、これは緊急事態です。すぐ眼科医の診察を受けて下さい。治療が早ければ早いほど、後に残る障害を最小限に抑えることができます。

血栓溶解剤や血管拡張剤の点滴が行われます。治療を受けるまでには紙袋を口に当てて息をするペーパー・バッグ法（自分で吐き出した二酸化炭素の多い空気を吸うことで血管を開かせる）を行ったり、眼球をまぶたの上から指でマッサージすることが役立ちます。

動脈閉塞症の原因としては動脈硬化、塞栓《そくせん》、血管のけいれんなどが考えられています。塞栓は不整脈《ふせいみゃく》や弁膜症《べんまくしょう》などの心疾患のある人や骨折などの際に起こりやすいといわれています。

網膜細動脈瘤《もうまくさいどうみゃくりゅう》

網膜動脈の血管壁が膨らんで瘤《こぶ》をつくっているものです。高齢の女性に多いといわれています。やはり高血圧や動脈硬化との関連があり、六〇パーセントの人では高血圧が認められるとの報告があります。

瘤の周囲に出血やむくみが見られ、それが黄斑部《おうはんぶ》にかかっていると視力低下やゆがみなどの症状が出てきます。

治療として血管強化剤や、出血やむくみの吸収促進剤などが処方されたり瘤に対するレーザー光凝固療法が行われます。

◆症◆例◆

多忙にかまけて血管を傷める

五十二回目の誕生日を、Kさんは病院の硬いベッドの上で迎えるはめになってしまいました。胸に付けっぱなしの心電図のモニターコードや、有り余るほどの点滴のラインは、彼を温かくは包んでくれません。しかし、かすかに消毒の臭う病院の壁を見ながら、Kさんは生きていてよかったとしみじみ思いました。

ふだんから血圧が高いことは、会社の診療所で指摘されて気がついてはいました。しかし、三カ月前に新しいポストに昇進してからは、人一倍責任感が強く、おせっかいなくらい何でも自分が手を出さないと気のすまないKさんは、ろくに休みもとらずにガムシャラに働いていたようです。

無情なことに運命の日はあっけなくやってきて、朝方突然、胸が押さえつけられるような強い痛みにおそわれました。家人に頼んで救急車を呼んでもらい、病院へ駆け込み、まるで一生の苦痛が一時にやってきたような辛い思いをしてベッドにおさまりました。

さっそく私はKさんの眼底を診せてもらいました。すると、血管の状態が同年代の人に比べ動脈の反射が強く、また細いのです。つまりKさんの年齢にしては、立派な「動脈硬化」も認められました。Kさんの眼底には、血圧の高い人に見られる出血や、血栓症による出血の所見がなく、視力がよかったのは不幸中の幸いといってよいでしょう。

Kさんは好きなタバコをやめ、復帰を目指してがんばっています。ところが、長い間に少しずつ固くまた細くなった血管は、簡単に元には戻りません。何かのきっかけで他の場所でも再び詰まってしまいますので、これからも注意し過ぎることはありません。他の場所とはいうまでもなく脳の血管であり、また心臓であり、時として「腸間膜」という腸の血管が詰まることすらあります。

以前、上腸間膜動脈が詰まった患者さんの手術を見る機会がありました。小腸のほとんどが紫色に変色して手術ができず、結局、「敗血症」で亡くなったことが記憶に鮮明です。透析中のFさん、二年前に脳梗塞を患ったHさん、いまでも高血圧に悩むSさん、皆さん、眼底には似たような動脈硬化が見られます。

最近、ちまたでは、健康増進を売り物にした雑誌を数多く見かけます。結構売れているということは、悩む人がそれだけ多いということです。

しかし、本に示されるような栄養バランスのよい食事、十分な睡眠、適度な運動などは、理屈ではわかっていても、多忙を極める皆さんにはいささか無理難題かもしれません。

とはいえ、「気がついたらベッドの上で点滴瓶に祝福されていた」などという事態を避けたければ、「ほどほどにしかも末長く」をモットーにして、血管に対する気配りをはじめてもよいのではないでしょうか。

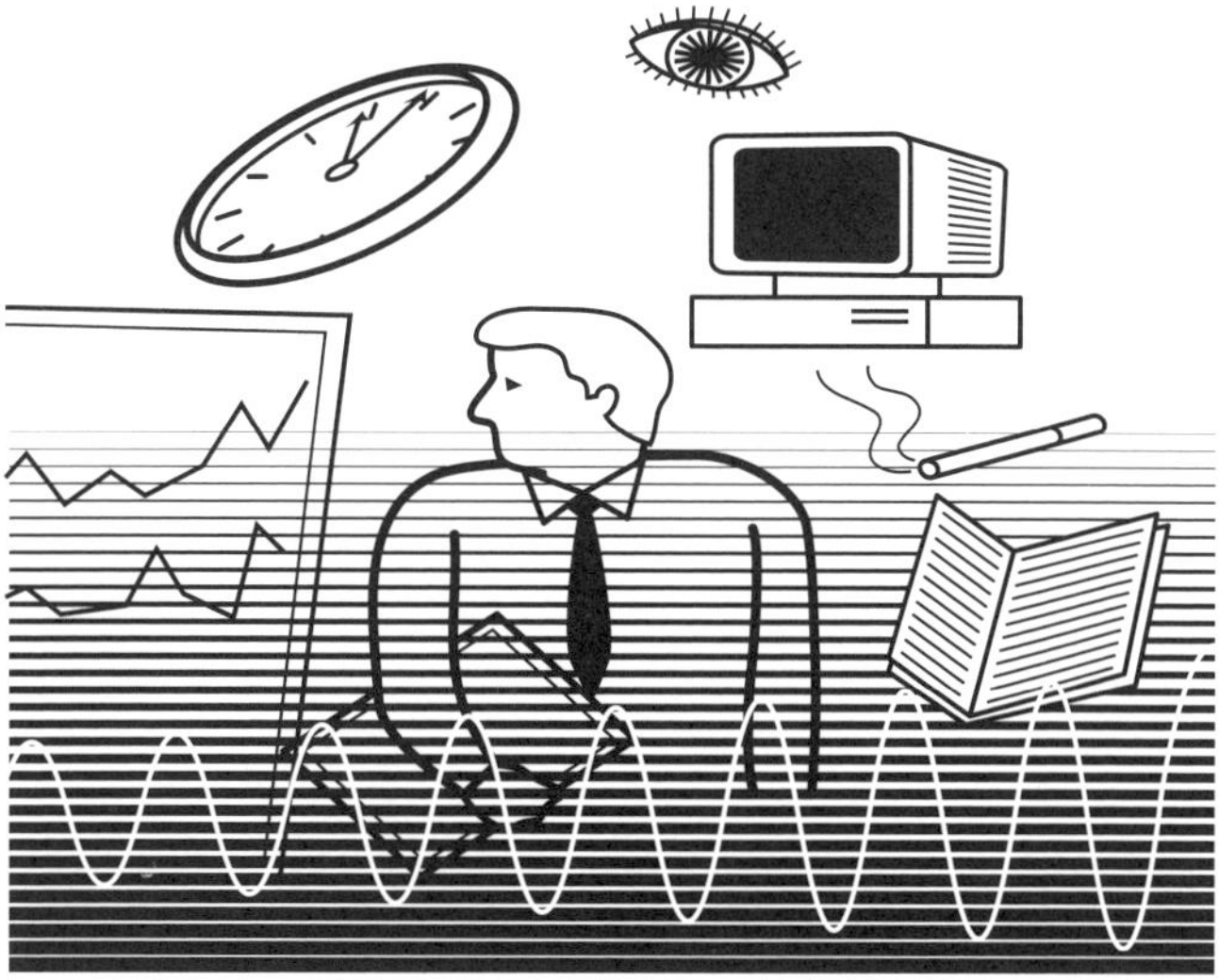

6 近視・遠視・色覚障害

子供と視力

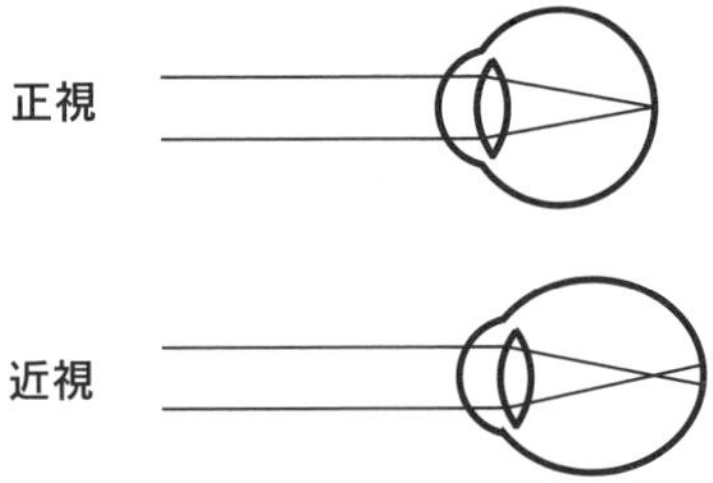

眼の屈折状態

子供と近視《きんし》

新学期の始まりや、特に夏休みに入ると、病院の眼科外来には、学校からもらった、視力の連絡表を持った子連れの親たちの姿が目立ちます。

たいていの場合、連絡表には、視力右○・七、左○・九などと書かれています。右一・二、左○・○三などと左右差がある場合は、私たちも緊張しますが、○・七と○・九などという場合、ほとんど弱い近視であることが大部分です。

宿題、塾通いなどに攻めたてられて、外でのびやかに遊ぶことが少なくなった上に、自由時間もファミコンで遊ぶ彼らには、遠くを見る機会がありません。そんなことも眼に影響しているのでしょうか。

「近視」の眼では、遠くを見る時、焦点が網膜の前方に結ぶので、網膜にうつる映像はぼやけています。また近くを見る時には、毛様体筋《もうようたいきん》という眼の筋肉が収縮して水晶体を厚くするのですが、近視の眼では水晶体をそんなに厚くしなくても、網膜の上に焦点を結ばせることができます。強度近視では無理ですが、普通の近視では近くをみるときメガネは必要ありません。

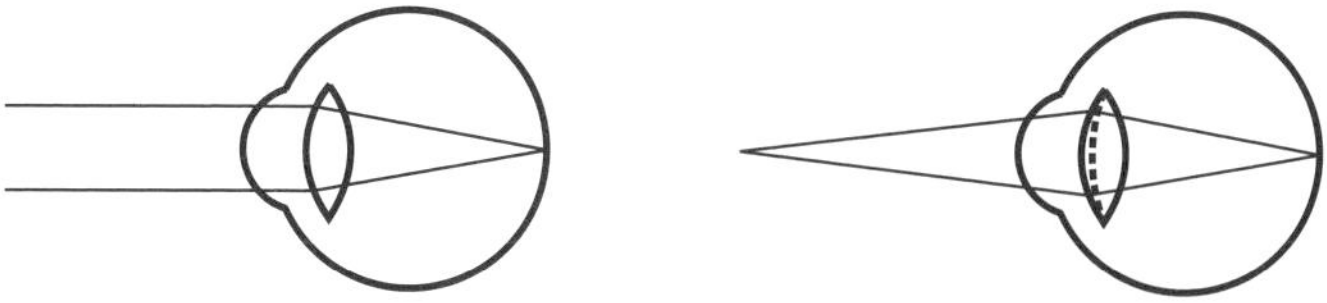

調　節

近くを見る時は水晶体の厚さを増して網膜に結像する

この水晶体を厚くすることを「調節」といいますが、近視の人は「調節努力」が少なくてすむ人です。調節努力が少なくてすむということは、いいかえれば眼が疲れにくいということでもあります。

小学生、とくに低学年では〇・七以上の視力ならば、黒板の字を読むのにそれほどの苦労はないはずです。また、片方ずつの視力より両眼で見たほうが、一〇〜二〇パーセントよく見えるものです。つまり、片眼ずつの視力が両方とも〇・七の子でも、ふだんは〇・八〜〇・九ぐらいの視力でものを見ていることになります。

もちろん一度は病院で、ほかの病気による視力低下ではないかを診てもらう必要はありますが、特に急いでメガネをかける必要はないことが多いのです。

しかし小学校高学年以上になってくると、身体の成長にともなって眼球自体も大きくなり、相対的に眼の焦点の合う位置が網膜より前方となります。これは近視が進んだということで、裸眼視力《らがんしりょく》は下がります。裸眼視力が〇・六以下になると、眼を細めて見たり、黒板などが見えず、不自由を感じるようになりますから、適切なメガネが必要になります。

一般的に小さい子供の眼は遠視ですが、成長するにつれて正視となり、さらに成長すると近視となる傾向があります。メガネをかけたために近視が進むことはありません。

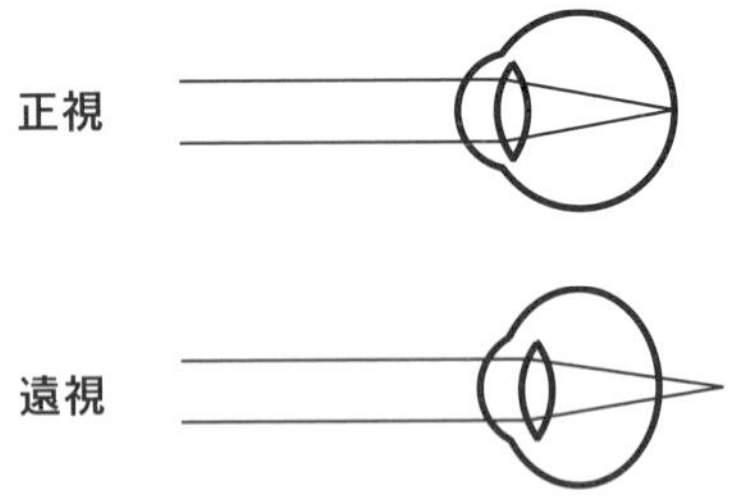

眼の屈折状態

仮性近視《かせいきんし》

毛様体筋が過度に緊張していると、一時的な近視の状態となり、遠くがぼんやりと見えます。小学校低学年ではこのような近視も見られます。「仮性近視」または「偽近視《ぎきんし》」とも言います。メガネは必要ありません。遠方を見て緊張を緩《ゆる》めさせたり、時には寝る前に調節麻痺剤《ちょうせつまひざい》の点眼剤を使ったりすることもあります。

子供と遠視《えんし》

私たちが小学生の視力について考えていることで、皆さんにとってはむしろ意外に思われることがあります。

それは近視のチェックも大切ですが、「視力の良すぎる子もチェックして病院へ来るようにしてほしい」ということです。

一・五とか二・〇の視力の良すぎる子のなかには、根気が続かない子、あきっぽい子、しょっちゅう頭痛を訴える子などがいるものです。それは近視とは逆の「遠視」の子なのです。

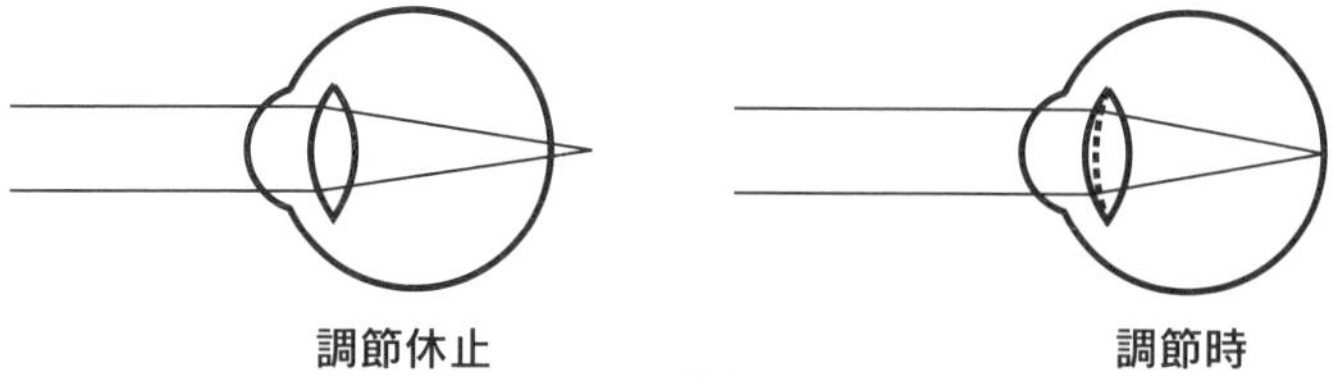

調節努力

遠視では水晶体の厚さを増して網膜に結像する

「遠視」の眼では、角膜や水晶体でなされる屈折の力が弱い場合もありますが、それよりも多くの場合、眼球の奥行きが正視の人より短いのです。近視の眼球の奥行きが長すぎて、焦点が網膜までとどかないのと逆に、こんどは焦点が網膜を通り越して、網膜の後ろに結んでしまうのです。

ここで屈折力を強めるためには水晶体というレンズを厚くすればよい、すなわち「調節努力」をすればよいということを思い出してください。

レンズの屈折力を強めれば、つまり調節努力をすれば、焦点は前の方へ移動します。つまり遠視のために網膜より後ろに結んでいる焦点は、前の方へもってくることができるのです。ただし、調節努力をすればの話です。

正視の人や近視の人は、近くのものを見る時だけ調節努力をします。遠視の人は焦点がいつも網膜より後ろに結ぶので、それを前にもってくるために、いつもレンズを厚くするよう調節努力をしなければなりません。遠視の子がよい視力をもっているのは、常に調節努力をしているためです。

いつも調節努力をしているため、視力は良くても非常に疲れやすい眼なのです。そのため、あきっぽく、根気が続かない、ということにもなるのです。視力が良くても必要に応じて遠視の子供にはメガネをかけさせて、眼の負担を軽くしてあげたいものです。

弱視《じゃくし》

子供では大人以上に視力検査は重要な意味を持っています。身体が発達していくように、視力も徐々に育つものなのです。満一歳では〇・二から〇・二五程度、ですが、満四～五歳でほとんどの子供の視力は一・〇になるといわれます。

人間では、視力の発達が可能な時期は限られています。生後二カ月から二歳までが最もその能力が高く、九歳前後までといわれています。

弱視とは、眼球そのものに格別な異常がないのに、視力の発達が悪いものです。視力の発達を妨げる原因にはいろいろなものがあります。治療が可能なものでも、子供の視力の特性として、視力発達が可能な時期を過ぎてしまえば、治療は不可能となってしまいます。防ぎうる障害ですから、適切な診断と治療が重要視されるわけです。

「視性刺激遮断」――片方の眼を眼帯などでふさいだような場合、「斜視」、「屈折異常」――遠視や近視、乱視が強すぎる場合、「不同視」――左右の眼の度に差がありすぎる場合、などいろいろな原因があります。

子供と斜視《しゃし》

「斜視」は両眼の視線が正しく目標に向かわない（眼位ずれ）という眼の位置の異常です。しかしこの眼位ずれという外見上の変化だけが問題になるわけではありません。

たとえば、大人では斜視の状態になるとものが二つに見える（複視《ふくし》）のですが、子供では「複視」は起こりません。これは子供では眼位ずれによっておこる「複視」や「混乱視《こんらんし》」を打ち消したり（抑制）、その状態に適応（異常対応）するという感覚面の異常がおこるからです。幼い子供ほど、このような異常への適応が速やかに起こり、弱視の原因ともなります。逆にこのような感覚面の異常が、「眼位ずれ」という運動面の異常に影響します。それぞれが影響をおよぼし合い、悪循環を形成しているのです。

斜視の原因には眼球のまわりの眼を動かす筋肉（外眼筋《がいがんきん》）のマヒなどが関係することもありますが、原因のわからないものもあります。大人では外眼筋自体に変化が起こったり、外眼筋に指令を出している神経の経路に問題が起こったりして斜視の状態になることがあります。

斜視には眼位ずれの方向によって「水平斜視《すいへいしゃし》」（内斜視《ないしゃし》と外斜視《がいしゃし》）、「上下斜視《じょうげしゃし》」、「眼球の回転を伴った斜視」などがあります。斜視の多くは「内斜視《ないしゃし》」と

「外斜視《がいしゃし》」です。

◆内斜視

内斜視では一眼が内側を向いています。「先天性内斜視《せんてんせいないしゃし》」は生後一年以内に発症した内斜視で、とくに生後六カ月までのものは「乳児内斜視《にゅうじないしゃし》」といわれます。

幼少時に発症するものほど対応異常がおこりやすく、弱視になりやすいので早期に手術で眼位を矯正し、視能訓練《しのうくんれん》をします。

生後一年前後に発症するものでは「調節性内斜視《ちょうせつせいないしゃし》」が多く見られるようになります。調節性内斜視の眼では「遠視」があり、特に近くを見ると「過剰調節《かじょうちょうせつ》」をするために眼が内斜するものです。この場合は適切な度のメガネをかけると眼位が良くなります。

その他にも周期的なものなどいろいろな内斜視があります。

東洋人の子供では鼻根部《びこんぶ》が低いために、見かけ上、内斜視に見えることがあり、これを「偽内斜視《ぎないしゃし》」といいます。鼻根部をつまむと鼻側の白目が見えて、眼は正面を見ているのがわかります。

◆外斜視

外斜視は一眼が外を向いているものです。「恒常性外斜視《こうじょうせいがいしゃし》」という、常に一眼が外斜しているものもありますが、多くみられるのが「間歇性外斜視《かんけつせいがいしゃし》」といわれるものです。

間歇性外斜視では緊張をといてリラックスしたり、疲れてくると外斜視になります。眼の位置が時には正位となったり、外斜視になったりと変化しているものです。

斜視の治療法

斜視の治療には手術と手術以外の方法があります。手術は眼を動かす外眼筋の位置をつけ変えて眼位を治すものです。

手術以外の方法には、調節性内斜視の治療のように適切なメガネをかけることが治療になることもあります。

子供の斜視では視機能の発達を考慮して、手術と手術以外の治療が組み合わせて行われます。

弱視になりかけている場合は、視力発達の悪い眼を強制的に使わせるために、メガネをかけさせてさらに視力の良いほうの眼を数時間かくすこと（遮閉法《しゃへいほう》）や、点眼治療も行われます。

加齢と眼

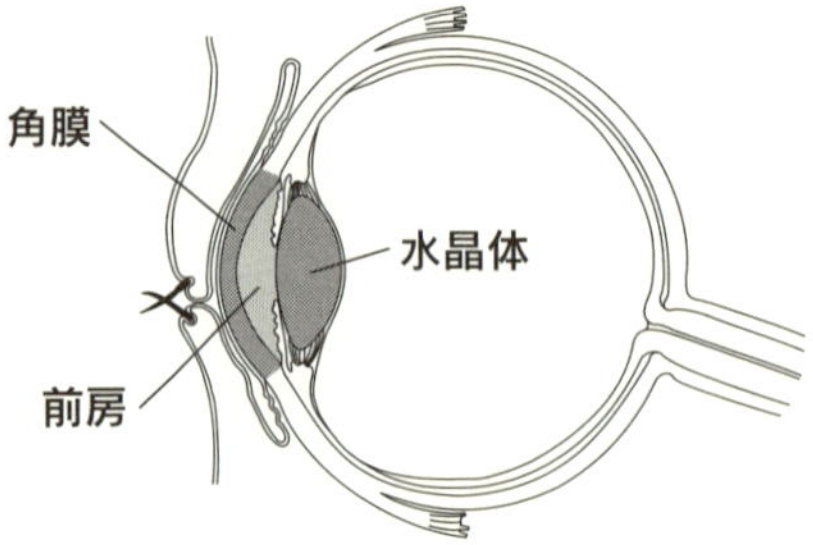

眼の老化現象

高齢化社会が多様な問題を提供しています。そこで、眼は加齢とともにどのように変わっていくのか、とくに「ものを見る」という眼本来の機能（視機能）の低下に直接かかわる変化とはどのようなものかについてお話してみます。

眼の老化は、一般に四十歳ごろから始まるといわれています。変化は眼球自体にも、眼のまわりの組織にも起こりますが、その進行度は部分部分によって違ってきます。

眼球自体の老化現象を代表するものとしては、「瞳が小さくなる」、「前房《ぜんぼう》（角膜のうしろで水がたまっているところ）が浅くなる」、「水晶体（レンズ）が黄褐色に変色し、弾力性が減少し、調節によって厚みを増すことができにくくなる」、「網膜中央部《もうまくちゅうしんぶ》（後極部《こうきょくぶ》）の萎縮《いしゅく》」、などがあげられます。

ここでは、眼球の部分的老化を細かく説明することはやめて、加齢による視機能の低下に直接かかわる問題点を主にお話ししたいと思います。

◆眼球運動

よい視力というものは、眼球運動に強く依存しています。つまり、眼球運動あっての視力といってもよいくらいです。二つの視標の間を、交互にジャンプさせる「衝動性眼球運動《しょうどうせいがんきゅううんどう》」で、この運動速度の年齢的変化をしらべてみると、二十九歳まで速度は上昇し、それから徐々に下降して七十歳をこえると、著明な低下を示すといわれています。

これは眼球をひっぱる六本の筋肉の老化による萎縮が主な原因です。つまり、眼の動きが老化によって鈍くなれば、眼球自体は大丈夫でも視力は鈍ってくるわけです。

◆涙

もうひとつ、眼球の外に起こる老化で見逃せないのは、「涙」の分泌量の減少

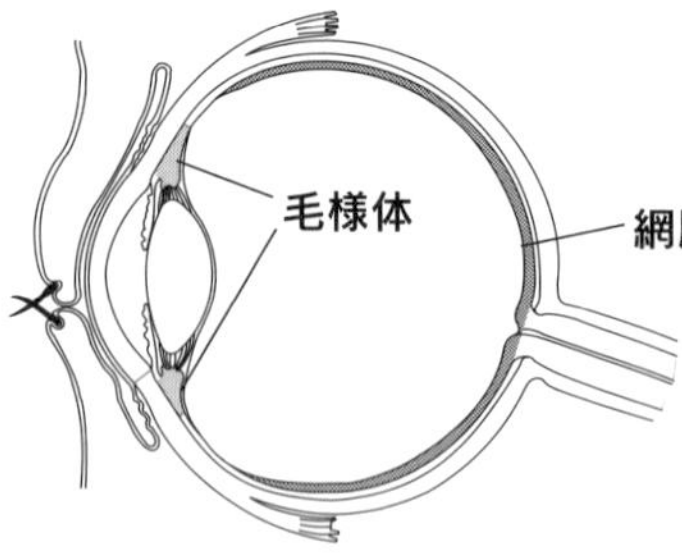

です。老化によって涙腺の機能低下が起こり、老人の眼の乾燥感や、眼にはいった異物が涙で流されず角膜にくっついて、角膜障害を起こすきっかけとなることもあります。

◆水晶体

こんどは、眼の中の構造の老化で、問題となるものを一つだけとりあげてみます。

眼球自体の老化現象の代表的なもの四つのうちで、特に、「水晶体」の変化は見逃すことができません。水晶体の本質的な加齢現象は、黄褐色に変色することだといわれています。それとともに、水晶体はいくぶん厚くなり、硬くなります。

水晶体が硬くなると、弾力性がなくなり、近くをみるために厚みを増そうとしてもできなくなります。これが「老眼」です。

老眼の原因としては、水晶体の硬化だけでなく、調節のために収縮する「毛様体筋《もうようたいきん》」のはたらきの低下も手伝っていると考えられています。近くにピントが合わないだけでなく、水晶体の老化は、短い波長の光を吸収して網膜までとどかなくしたり、光を散乱させて、見ようとするもののコントラストを弱めることにもなります。

そういう状態のところへ水晶体の中身の混濁が起こってくると、純粋な老化とはいえず、これは「白内障」です。

視力低下の要因

さて、眼球とか眼球のまわりの構造の老化についてはこれくらいにして、今度は「視力」という観点から老化をながめてみましょう。

視力というのは「二点を分離して識別できるかどうか」という、眼の能力のことです。眼の分解能といってもよいでしょう。このような意味での視力は、四十五歳くらいから、まったく眼の病気とは無関係に、年齢とともに低下する傾向にあるといわれています。

四十五歳から七十五歳までは徐々に低下し、七十五歳をすぎると加速度的に低下するといわれています。この視力低下は、分解能の低下によることがはっきりしており、遠くを見る視力と同時に、近くを見る視力にも起こるといわれています。

この近くを見る視力の低下は、近くを見るための調節力の低下、すなわち「老眼」とは区別して考えられています。

この加齢による視力低下の原因として、「光学的要因」、「網膜から大脳視覚中枢までの神経経路の機能低下」の二つが考えられます。

◆光学的要因

「光学的要因」というのは、「老人性縮瞳」（瞳がちぢまること）と、「水晶体の透明度が落ちる」ことで代表されます。

瞳孔（ひとみ）は、赤ちゃんのときの直径が二ミリ、それからだんだん大きくなって青年で四～六ミリ、老人はまた赤ちゃんにもどって、二ミリが平均値です。直径二ミリという「縮瞳《しゅくどう》」によって、眼の中にはいる光の量が少なくなります。

水晶体が硬くなることで光の散乱が起こり、また、黄褐色に変色するために透過性が悪くなります。とくに短い波長の光を水晶体自身が吸収してしまうので、網膜までとどかなくなります。これらは網膜の照明度の低下ということになるわけです。

ところが現実には、いまあげたいずれも、視力に及ぼす影響はほとんどないと考えられています。ですから、この「光学的要因」は無視してよいことになります。

◆視覚情報と脳

「網膜から大脳視覚中枢《だいのうしかくちゅうすう》までの機能低下」をしらべるには眼の光学系、つまり角膜、前房、水晶体などには影響を受けない視覚情報が、網膜から大脳へどのように伝えられるかを調べなければなりません。

私たちがものを見る場合、光学系を通して網膜に写った像を見ているのですから、光学系の影響を受けない視覚情報など常識では考えられません。

しかし、視覚に関する神経系だけの機能を調べるためには、網膜から出発した情報が、大脳の視覚中枢へ伝達されるところだけをみなければなりません。

そのようなことを、レーザー光を利用して調べることができるのです。

レーザー光を使ってさまざまな濃淡のシマ模様を眼に照射すると、シマ模様は光学系と無関係に網膜にとどきます。そのシマ模様を大脳がどのように受信するかを調べるのです。

すると、普通の光学系を通して見る視力ではわからない、微妙な違いが現れてくるのです。実際には、自分の家の庭の芝生と隣の芝生とは同じなのに、どうかすると「隣の芝生の方が青くみえる」という、例えに似たことが起こるのです。

その視力を、眼の「空間周波数特性《くうかんしゅうはすうとくせい》」といいます。

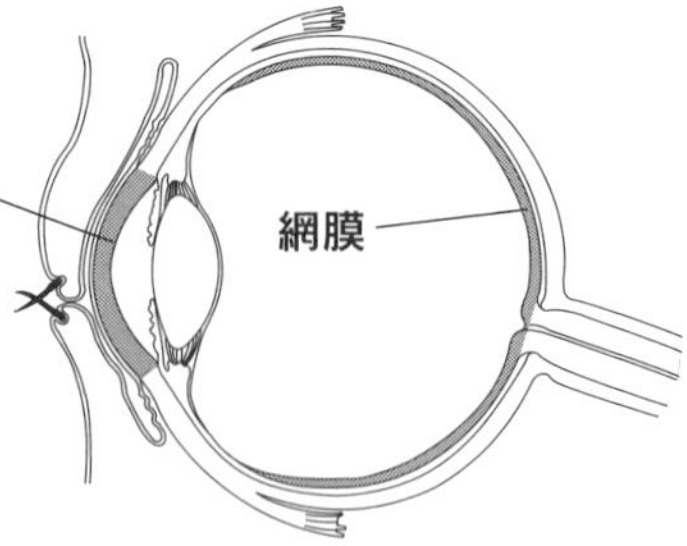

この空間周波数特性で、網膜から大脳の視覚中枢までの機能をしらべると、老人では全周波数域で感度の低下が認められ、とくに、高周波数域でのコントラスト感度低下が著明だということです。

わかりやすくいうと、普通の視力も低下しているか、また、たとえ視力は良好でも、ものの濃淡のコントラストが悪くて見えにくいということになります。照明を明るくしてコントラストを増すと、老人では視力が上昇することもあります。

網膜を出発して、大脳までの機能が、老化によって明らかに低下するという話をしました。では、網膜自身は老化による機能低下があるのかというと、いまのところまだ不明です。

したがって老化による視力の低下には、角膜や水晶体はあまり関係がなく、網膜を出てから大脳までの神経系が弱まるため、というふうに考えられているわけです。しかし、これはあくまでも眼の病気がない場合の、純粋な老化現象としての話です。

(この項は『図説臨床眼科講座4・老人と眼』のなかから市川宏氏と所敬氏の解説を参考としました)

老眼鏡

◆近いところを見るメガネ

テレビドラマで、豊臣秀吉が手紙を読むのに老眼鏡《ろうがんきょう》をかけていたのを見て、驚いたことがあります。歴史ドラマには、時代考証がついていますのでおそらく事実でしょう。今でこそ老眼鏡は珍しくもありませんが、約四百年も前にメガネを手に入れるのは、度数が合っていたかは別として、大変な財力がなければ、なしえなかったのではないかと思います。

「老い」というイメージが嫌われて、老眼鏡は「近用メガネ」と呼ばれたりもします。眼科を受診する人の中には、これから初めて老眼鏡をかけようという方もいらっしゃるので、なぜ、このような近用のメガネが必要となるのか、説明しましょう。

◆遠視と老眼

正視の眼（近視、遠視、乱視のない眼）で遠方をみる時は、水晶体は理論上緊張しませんが、近くを見る時には水晶体は膨らんで、入ってくる映像を、網膜上にピントを合わせるべく緊張を強いられます。このことを「調節」とよびます。加齢によって、水晶体の弾力性はだんだん減少してくるので、厚みを増す力が弱くなってきます。

また調節のために収縮する「毛様体筋」のはたらきの低下も手伝って、調節できる範囲、つまり調節力は低下します。調節努力によっても、網膜上にピントをもってこれなくなります。

そのため近くを見るとき、ピントが合わなくなるのです。これを「老眼」といいます。

三十代までは、ほんの眼の前を見るのにもそれほど不自由はなかったのが、四十代になると近くを見るのに努力を要するようになります。四十代半ばは、本を読む位の距離より近方には、ピントを合わせにくくなる時期なのです。

遠視の人は、遠くがよく見えて眼はとてもよい、と信じられるむきがありますが、正視の人に比べると、老眼鏡は早く必要になります。それは遠視の人では、遠方を見る時にもすでに調節をしているので、近方を見る時にはさらに調節しなくてはならず、正視の人に比べ、力をより多く使い果たしてしまうからです。

それぞれの人の持つ調節力は、年齢によってほぼ決まっているので、遠視の人では近方用のメガネ、つまり老眼鏡を、正視の人に比べて早めにかけるようになるのです。

◆症◆例◆

老眼がすすみ注意力も散漫に

管理職で四十七歳のMさんは、通勤電車のなかで四つ折りの朝刊を読むのを日課としています。ところが、長時間読んでいると眼がショボショボしてきて、それでも続けて読むと、眼の奥に軽い痛みを感じるようになることに気がつきました。

以前は視力には自信がありましたが、最近では会社で長時間にわたり、書類の決裁や作成をすると、肩までこるようになりました。こうなると能率が落ちるだけでなく、集中力も散漫になってきます。でもこうした現象は急に起きたのではなく、この数カ月来のことでした。

近方をみるために必要な調節力は、年齢によりある程度その範囲が決っています。四十代なかばになると調節力が低下して老眼となり近くが見えにくくなります。Mさんの場合は、老眼のため、調節力が低下しているのに、無理をしていたということですが、むしろよくいままで長持ちしていたというべきです。Mさんのこれらの症状は「眼精疲労《がんせいひろう》」によるものでした。Mさんは、近くがもっと楽にみえるメガネ、「老眼鏡」をつくることにしました。

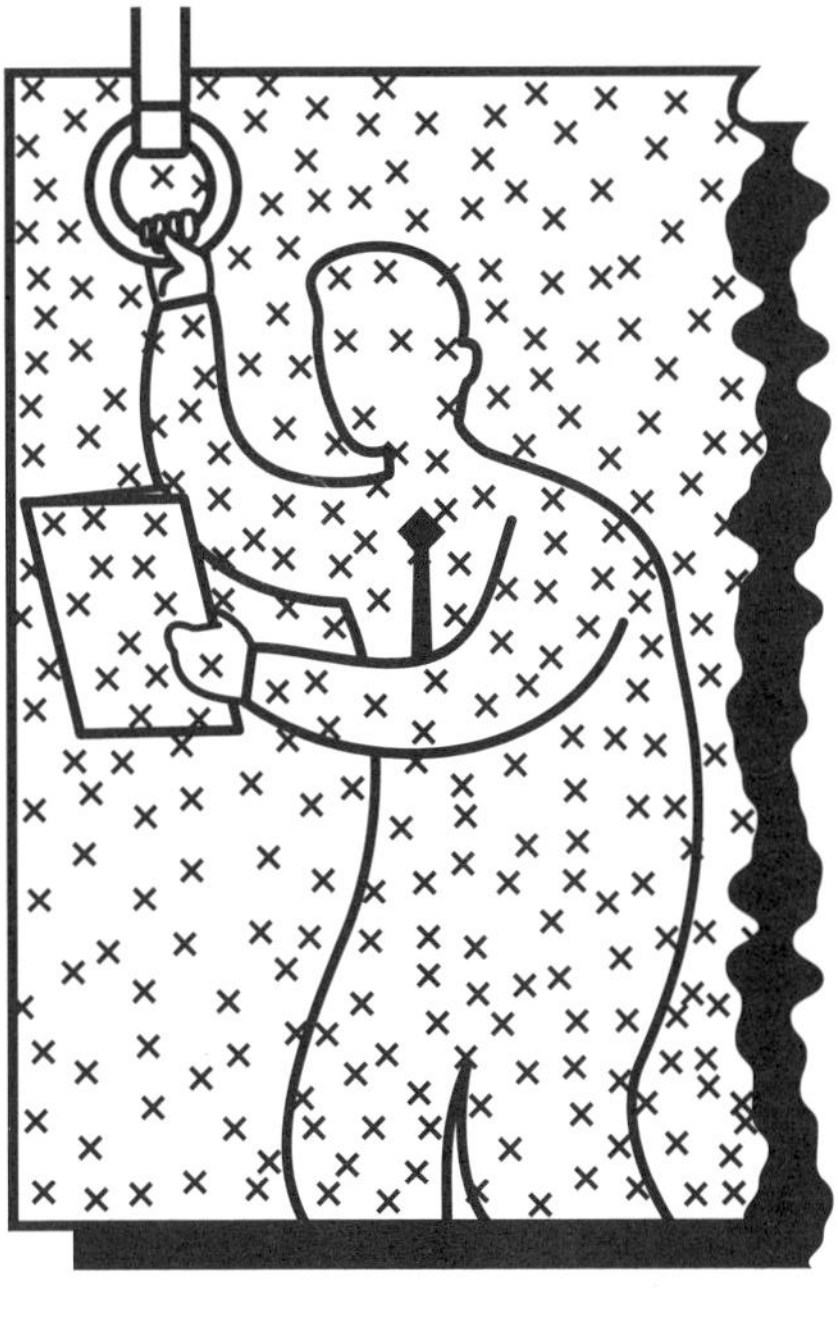

それと比べると、近視の人は、もともと近距離でピントが合う構造になっており、調節力をそれほど使わなくとも、楽に近方を見ることができます。そのため、老眼鏡が必要になるのは正視や遠視の人よりもっと後になります。

ちょうどいい程度の近視の人では老眼鏡を使わないで済むこともあります。

◆自分に合った老眼鏡を

老眼鏡には近用だけのものと遠近両用のものがあります。どちらが好ましいかは使う状況によって違います。

近用だけのメガネは視野が広く、度が安定しているので、長時間デスクワークなどをする人にむいています。メガネをかけたりはずしたりが不便な場合は、遠近両用のメガネがよいでしょう。

遠近両用には、境目のあるメガネ（二重焦点レンズ）と境目のないメガネ（累進焦点《るいしんしょうてん》レンズ）があります。

どちらも便利ですが、「累進焦点のメガネ」は、遠方を見る部分と近方を見る部分の境界は連続となっていて、レンズの周辺や下半分の両側を見ると、ゆがんで見えます。初めて使用した人では、足を踏み外したりしてケガをする場合もあるようですから、慣れるまでは階段を降りる時などに注意が必要です。

老眼鏡は数年に一度は、度数の変更が必要となります。年齢が進むとさらに調節力が低下するので、その分、レンズメガネの度を強くする必要が出てくるからです。よく見える眼でも劣悪な条件の下ではいくら張り切っても、自ずから限界がでてくるでしょう。眼も上手に使ってこそ、能率も上がろうというものです。自分にあったメガネを使って快適なビジュアルライフを送りましょう。

色覚の異常

色覚異常《しきかくいじょう》とは

「色覚異常」といわれている人々には色は見えているのでしょうか。もちろんこの人々にも世の中は色づいて見えているのですが、その見え方は正常の人たちと違っているといわれます。

どのように違うかは難しいのですが、例えば正常の人には区別できる色が区別しにくかったり、逆に色覚異常といわれる人たちに区別できる色が正常の人には区別しにくかったりします。

本当に色がわからない人もいます。これは「全色盲《ぜんしきもう》」といわれる病気をもつ人

【眼振】眼の位置が定まらず、ゆれている状態

で、色の区別がほとんどつきません。視力自体が悪く、光がまぶしいので明るいところを嫌います。また「眼振《がんしん》」がみられたりします。この病気は常染色体劣性遺伝《じょうせんしょくたいれっせいいでん》で一〇～二〇万人に一人といわれます。

色を感じるしくみ

網膜には二種類の視細胞があります。「杆体細胞《かんたいさいぼう》」と「錘体細胞《すいたいさいぼう》」です。色を感じる働きをしているのは錘体細胞です。錘体細胞には赤・緑・青の三種類の視物質のそれぞれ一つを持つ三種類のものがあります。その視物質が一定の比率で興奮し、それが複雑な回路を経て伝えられると大脳で色が知覚されます。

色覚の基本を単純化して、たとえば「赤機構」、「緑機構」、「青機構」とします。正常ではこの三つの機構で色を感じているのですが（正常三色覚）、錘体細胞が二種類で（二色覚）赤機構を欠くものが「第一色盲」、緑機構を欠くものが「第二色盲」です。三種類の錘体細胞のうち一種類の働きが正常と違うもの（異常三色覚）で、赤機構に異常があるものが「第一色弱」、緑機構に異常があるものが「第二色弱」です。青機構に異常がある色覚障害もありますが、これはごくまれといわれています。

後天性の色覚異常もありますが、ふつう色覚異常として問題になるのは、先天性で遺伝性の色覚異常で、赤機構か緑機構のどちらかに異常がある場合がほとんどです。この二つを合わせて「赤緑色覚異常《せきりょくしきかくいじょう》」といいます。

色覚の検査

色覚の検査には、色覚異常者にとっては似た色に見える色同士を組み合わせてつくられた「検査表」が用いられます。「石原式検査表」が最も有名です。現在は学校保健法で小学校四年生で検査が行われるようになっています。色覚異常の疑いが見つかれば、さらに詳しく検査が行われます。

色覚異常者がどの程度色を識別できるかは色覚異常の種類からだけでは単純に判断できません。色識別の程度は「弱度異常」「強度異常」にわけられます。弱度異常では日常生活にはほとんど支障ないといわれています。

色覚異常者の色の世界

赤緑色覚異常《せきりょくしきかくいじょう》では色相環《しきそうかん》の赤〜黄〜緑の範囲の色の混同があり、赤機構に異

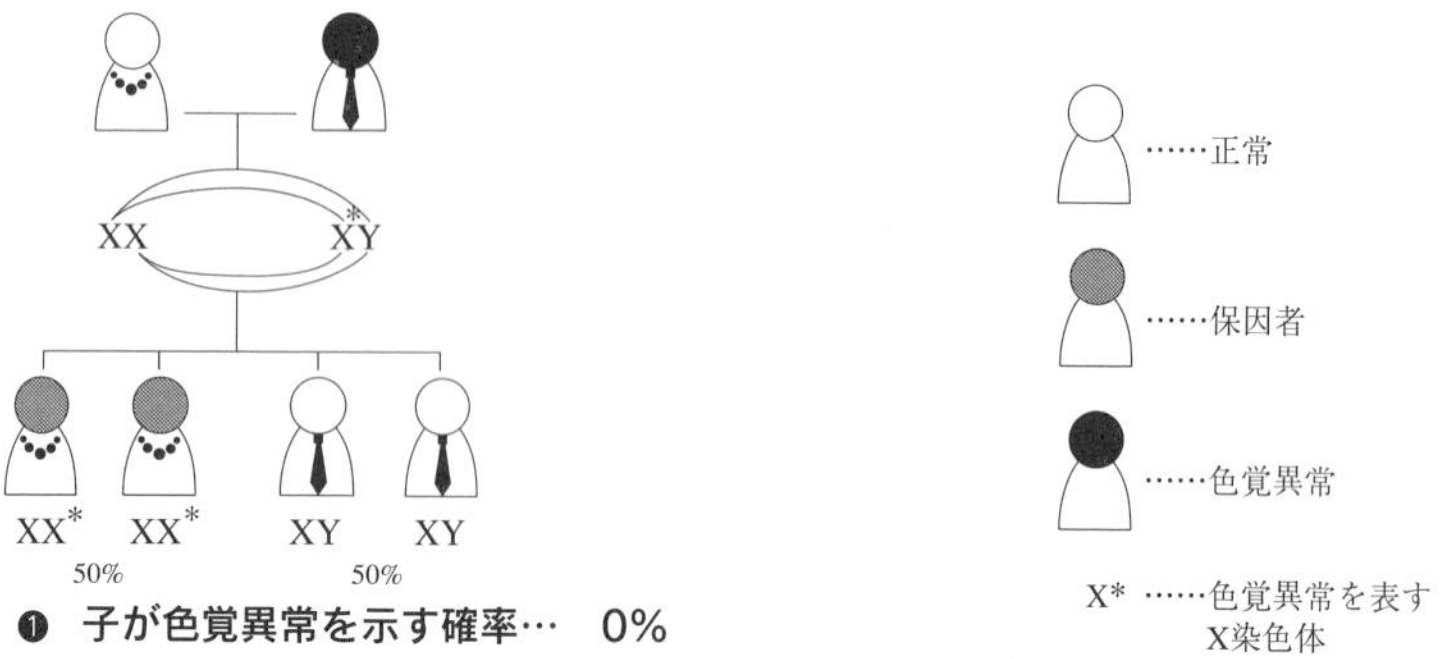

❶ 子が色覚異常を示す確率… 0%

常がある場合はさらに赤色に対して感度が低下しているので、赤い色を暗く感じています。

色に対する体験談としては、絵画で緑の葉を茶色に塗ったとか、赤い花が緑の葉に紛れて見づらいというようなことが聞かれます。

色覚異常は治ることはありませんが、同じ検査に対しては、慣れやその時の条件で結果が良くなることがあります。物には、明度や彩度といったその物の色の情報以外に、構造や輝きなどの付帯的特徴があり、色を充分に識別できない色覚異常者では色以外の情報も得て、色の認知をするといわれます。

幼いときには色の取り違いをすることがあっても、経験によって日常生活には充分対応できるようになっていくようです。

赤緑色覚異常と遺伝

赤緑色覚異常は伴性遺伝《ばんせいいでん》をします。遺伝子のある場所は違っていますが、どちらも性染色体のX染色体上に遺伝子があります。そのためX染色体を一つしか持たない男性に多く認められるのです。

日本人の場合、男性の約五パーセント、女性約〇・二パーセントといわれています。学校で一クラス四〇人のうち男子が二〇人とすると、その中に一人い

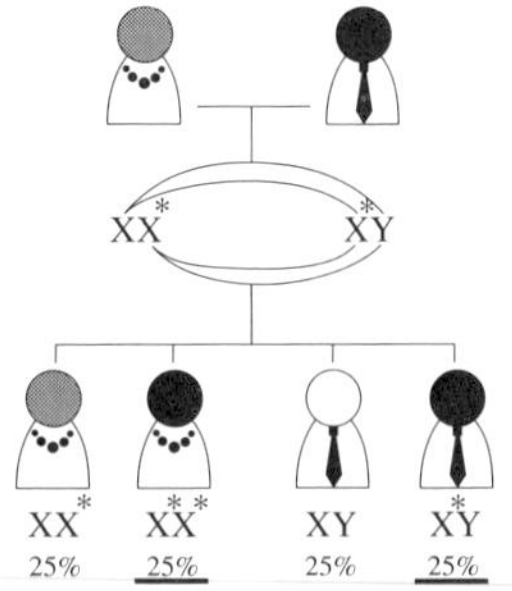

❷ 子が色覚異常を示す確率… 50%

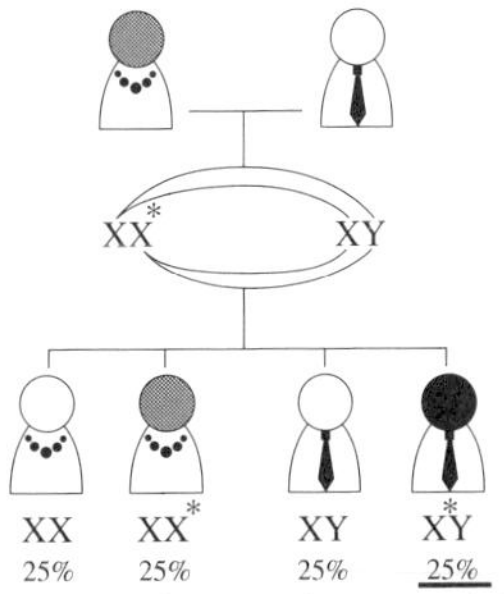

❸ 子が色覚異常を示す確率… 25%

る計算になります。そして女性一〇人のうち一人は、表面上は正常ですが、遺伝子を持つ保因者だといわれています。決して少ない数ではなく、色覚異常は身近な問題でもあります。

例を挙げてみます。

❶赤緑色覚異常の男性が正常の女性と結婚すると、生まれた子のうち女の子はすべて保因者となり、男の子は正常です。子供には色覚異常は現れません。

❷赤緑色覚異常の男性が保因者の女性と結婚すると、生まれた女の子は色覚異常か、保因者となり、男の子は色覚異常か正常です。生まれる子供が色覚異常を示す確率は、単純に考えると五〇パーセントとなります。

❸保因者の女性が正常の男性と結婚すると、女の子は保因者か正常で表面上は区別できません。男の子は色覚異常か正常です。生まれる子供が色覚異常を示す確率は二五パーセントになります。

実際にはいろいろな要因がはたらき、確率はもう少し低いものになります。

色覚異常にまつわるさまざまな問題

色覚異常に関してはまだよくわからないところもありますが、遺伝子レベルの異常に由来するので、残念ながら治療法というものはありません。ほとんどの人たちでは日常生活には支障がないこともあり、色覚異常を検査する意義についていろいろな立場から多くの意見が出されています。

検査を行うことによって、色覚に異常を持つ人たちにとって多くの利益がもたらされるように、プライバシーが充分に尊重された上で、教育上、生活上の配慮がなされるように、社会全体が変わっていかなければなりません。

進学・就職の面では少しずつですが、不必要な制限は緩和されています。大学入試の調査書からは、色覚の項目が削除されるようになっています。

しかし制限がなくなったとしても、色に対する鋭敏な感覚が必要とされる場合には、ハンデがあると言わなければなりません。

7 最近の眼の異常と治療

近視矯正手術

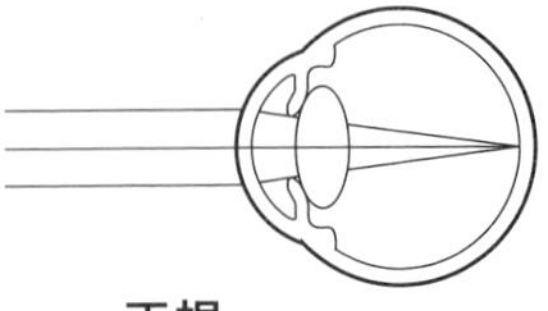

正視

ここ数年アメリカでは「近視矯正手術」が盛んに行われ、正確な数字は確認できませんが、年間二〇万人の人が手術を受けていると言われています。この近視矯正手術とはいったいどのような手術なのでしょうか。

眼はよくカメラに例えられますが、そのレンズの働きをしているものが「角膜」と「水晶体」です。

見えている映像は、角膜から眼球内に入り、水晶体を透過し、角膜と水晶体のレンズの働きを受け、網膜上で像を結びます。

近視眼では、角膜の球面カーブが強すぎたり、水晶体の厚みが厚すぎるなどの原因でレンズ系の屈折力が強すぎるため、網膜より前で像を結びます。したがって網膜上に像を結ぶためには凹レンズのメガネか、もしくは自分の角膜より表面カーブが平坦なコンタクトレンズが必要になります。

近視矯正に必要な凹レンズはマイナスで表示され、単位はD（ジオプター）を用い、近視はマイナス3D未満を軽度、マイナス3D～マイナス6D未満を中等度、マイナス6D以上を強度と分類されます。

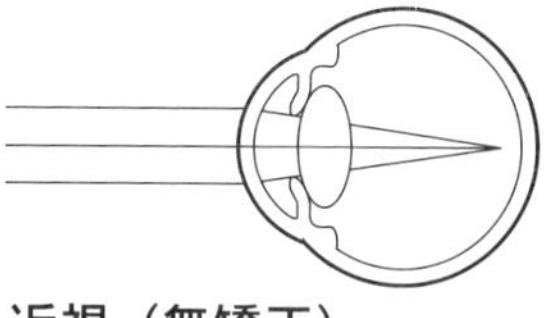

近視（無矯正）

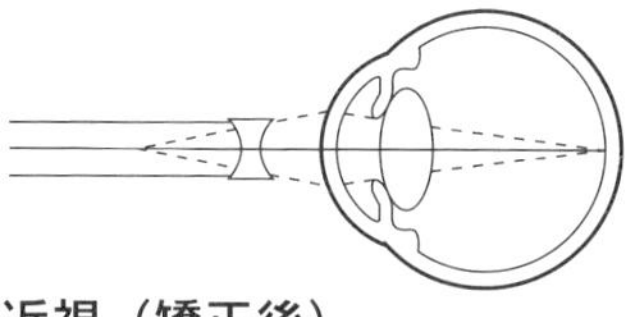

近視（矯正後）

ＲＫ手術

◆手術の実際

近視矯正手術は、外科的に角膜の球面カーブを減らすことによって屈折力を弱め、網膜上に像を結ぶようにするわけです。現在行われている手術の三つの術式についてお話しします。

まず一つは、角膜に放射状に切開を加えるＲＫ（radial keratotomy）という手法です。角膜の中心から一・五〜二ミリメートル離れた部分から、放射状にダイアモンドメスで通常八本の深い切開を加えます。切開の深さは角膜厚の九割以上で、結果的に角膜が放射状に広がり、球面カーブの曲率の度合が減ることになります。

切開の長さや本数を調整することにより、中等度の近視まで矯正が可能です。

ＲＫの利点は、角膜の最も大切な中心部分にメスが加わらないことです。そのため、多少の異物感はありますが、術直後からある程度の視力が得られ、矯正視力の低下はありません。

また、近視の矯正が不十分な場合には、切開の長さを延長したり、切開数を増やすという比較的簡単な操作で再矯正することができます。

逆に過矯正で遠視に傾いた場合には、いったん加えた切開に非常に細い糸をかけ縫合し、切開を閉じます。

◆ＲＫ手術の欠点

次にＲＫの欠点ですが、人間の手で加える切開ですので、精密度は後に述べますＰＲＫに比較すると、やや劣ります。

また、メスで加えられた切開は人工的に作られた傷ですから、創傷治癒《そうしょうちゆ》の働きにより、治る方向にむかいます。したがって、曲率を広げられた角膜も、時間とともにやや元の形状に戻り、近視矯正効果が若干低下します。

あらかじめ戻る分を計算して切開を加えますが、予想以上に近視化した場合には、先に述べたように、切開線を長くしたり、もしくは切開数を増やすといった処置を加えるわけです。

また、角膜厚の九〇パーセント以上の深さで放射状に切開が加わりますので、術後しばらくは眼球全体の強度が低下します。

ＰＲＫ手術

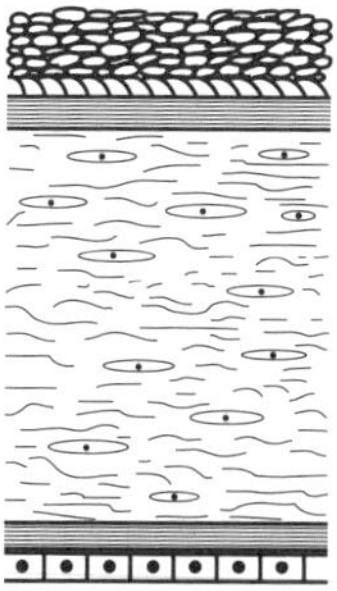

角膜の構造

近視矯正手術のもう一つは、エキシマレーザーを用い、角膜表面を削り、角膜球面カーブの曲率を平坦化するＰＲＫ（photorefractive keratectomy）という手法です。

残念ながら日本では平成八年十一月時点で、まだ厚生省の認可が下りていないため、この治療を受けることはできませんが、近い将来可能になると思います。

エキシマレーザーは、物質の分子結合を離断し、蒸散させる作用をもつため、サブミクロン単位の正確さで組織を切除することができ、中等の近視まで矯正が可能です。

◆手術の実際

実際のＰＲＫの手術手技ですが、まず角膜上皮全面を機械的に剥離《はくり》し、エキシマレーザーを照射します。

角膜球面カーブの中央部分を最も深く切除し、照射部位の周辺にいくに従って徐々に浅くし、角膜の曲率を平坦化するわけですが、一番深く切除した部分で角膜厚の一〇パーセント程度です。どの程度照射するかは目標の設定値をあらかじめ入力すれば自動的にコンピューターで計算されます。

剥離した角膜上皮は創傷治癒の機構により、上皮細胞が増殖し、周辺から延びてきてゆっくり一面を覆います。

　ＰＲＫの利点は角膜の切除量の精密さです。ＲＫのように人間の手による操作がないため精度は高くなりますが、角膜上皮が均一に剥離されている、中心ずれなくレーザーが照射されているなどの様々な条件のもとでの話です。

　また、角膜厚の約一〇パーセント程度切除すれば、近視が矯正されますので、眼球全体の強度はほとんど低下しません。

◆ＰＲＫの欠点

　ＰＲＫの欠点は術後の痛みです。コンタクトレンズを使われている方が時に眼に痛みを感じ、医師から目に傷があると指摘されたことがあるかと思いますが、その場合の角膜の傷とは「点状性表層角膜炎《てんじょうせいひょうそうかくまくえん》」といわれるものがほとんどで、角膜上皮が点状にはがれている状態です。

　ＰＲＫでは表面全体の上皮を故意にはがすわけですから、かなりの疼痛《とうつう》を伴います。

　点眼薬やコンタクトレンズの使用により、疼痛の軽減をはかることはできますが、数日は辛抱が必要です。

　また、角膜の中心の上皮も剥離し、レーザーを照射しますので、上皮細胞が覆い落ちつくまで視力は得られません。

疼痛は二日間ほど我慢すれば必ず消失しますが、更に深刻だと考えられる欠点は、上皮下に混濁を生じるという点です。上皮細胞が角膜表面をきれいに覆った後、上皮下にまだらな白い混濁が生じてくることがあります。

これはすべての人に生じるものではなく、また、混濁の程度もかなりの個人差がありますが、原因は今のところ解っていません。ステロイド点眼で、ある程度、上皮下混濁が抑えられることとわかっていますが、上皮下混濁を強く生じる人は、近視矯正効果が低下していく傾向にあります。

又、角膜の中心にも混濁が生じるため、矯正視力が低下したり、視力の低下はないものの、何となく見え方が悪い、夜になると大変見えにくいなどの症状が出てきます。

上皮下混濁が全く起こらなかった人は、眼科医が診ても手術を受けたことが解らないくらい、きれいな角膜で、良好な視力が得られています。しかし、術前に混濁が起こるか否かは判らず、残念な点です。

LASIK手術

PRKの疼痛や上皮下混濁の欠点を補うためにエキシマレーザーを用いるLASIK(lammeller in situ keratomileusis)という手法が考案されました。

ＬＡＳＩＫとは、「角膜上皮」、「ボウマン膜」、「角膜実質」のごく一部を、電動カンナのような器械で、ごく薄く削り、蝶番のように一部分だけ削らずに残してフラップ（薄く剝離された弁状角膜）を作り、その下の実質にエキシマレーザーを照射します。

照射後、フラップをもとの位置に戻すという手法で、角膜上皮を剝離する必要がないため、より少ない侵襲《しんしゅう》で手術を施行することが出来ます。しかし、戻したフラップの位置ずれなど、新たな問題が生じています。

近視矯正手術の利点と欠点

ＲＫ、ＰＲＫ、ＬＡＳＩＫについて簡単に述べてきましたが、その他にも様々な手法が考案されています。水晶体を摘出せずに眼内レンズを挿入したり、角膜実質内にリングを挿入し、角膜曲率を変化させる、といったものです。

以上のように近視矯正手術は今、かなりのスピードで発展途上にあるのではないかと考えます。そういった意味では未だ完成されている術式といえないのかもしれません。

ＲＫ、ＰＲＫ、ＬＡＳＩＫ、どの術式にも利点、欠点があります。資格を取るため、もしくは職業上どうしてもメガネやコンタクトレンズの使用が許されない、ドライアイなどでどうしてもコンタクトレンズが使えないなど、手術の必要性に迫られている場合は中等度までの近視でしたら、以上のような知識を持って手術を受けられることをおすすめします。

手術が成功した場合、解放されたような気持ちでこの上なく幸せだと思います。しかし、手術が成功しても、当然のことながら四十代位から近くが見えにくいといった老眼症状がでてくるのもいたしかたありません。近視矯正手術を受けることについては、個人的には、メガネやコンタクトレンズで満足できる場合には、もうしばらく様子をみても遅くはないと感じています。

近視矯正手術を受けられた方に教えられたことですが、手術により後天的に生じる「左右差」は自覚的に意識されやすいと言うことです。裸眼視力「右一・五、左〇・九」と、術後若干の左右差が生じた場合、手術としては大成功の部類に属しますが、眼精疲労が強かったり左眼の見えにくさが気になる、というのです。

先天的に左右がほぼ同度数の近視の方は多くはないと思いますが、やはり後天的な不自然さは受け入れにくいのでしょうか。

ＶＤＴ症候群

ＶＤＴ症候群とはなにか

三井記念病院は秋葉原にありますが、ここ数年電気街の賑わいには目を見張ります。特にコンピューター関連の店内はいつも人が絶えることなく、コンピューターが日本の社会のあらゆる分野に浸透し、重要な役割を担うようになってきている現れかと感じます。

そのコンピューター画面を見つめる作業を行ったことが原因と思われる眼の疲れや全身症状を「ＶＤＴ症候群」といいます。ＶＤＴとはVisual display terminalsのことで、コンピューター端末を意味しています。

◆ＶＤＴ症候群の諸症状

実際の症状としては、眼のかすみ、ちらちら感、視力低下といった眼の局所症状を始め、肩や首筋がこる、上腕や指先がしびれる「頚肩腕症状《けいけんわんしょうじょう》」、背筋や腰が痛くなるなどの「腰背部症状《ようはいぶしょうじょう》」、めまい、吐き気、不眠、食欲低下、生理不順といった「自律神経失調症」と言われるものまで様々です。

また、ＶＤＴ作業に当たる作業者の精神的な疲労、ストレスも指摘されています。一見単調な労働に見えますが、仕事の密度は高く、わずかな入力ミスも許されないという持続的緊張が要求されるからです。

同時にコンピューターを見つめている時間が長いため、人間関係がますます希薄になり、個人の責任が重くなっているという背景も関与している気がします。

ＶＤＴ症候群の以上のような症状で最も多いのが「眼症状」、ついで「頚肩腕症状」、「腰背部症状」が多く、「自律神経失調症」は低い傾向にあります。

眼症状のおこるメカニズム

ここでは眼症状を中心に述べていきたいと思います。

コンピューター画面のように近くをみているときの眼は「近見反応《きんけんはんのう》」を認めます。近見反応とは「輻輳《ふくそう》」、「調節《ちょうせつ》」、「縮瞳《しゅくどう》」からなりますが、輻輳とは、眼を中央に寄せることです。「調節」とは、眼の中の「毛様体筋《もうようたいきん》」を収縮させることによって「チン小帯」が弛緩し、レンズの働きをしている「水晶体」が自己の弾性で膨隆し、屈折力を強めること、「縮瞳」とは瞳を小さくすることです。

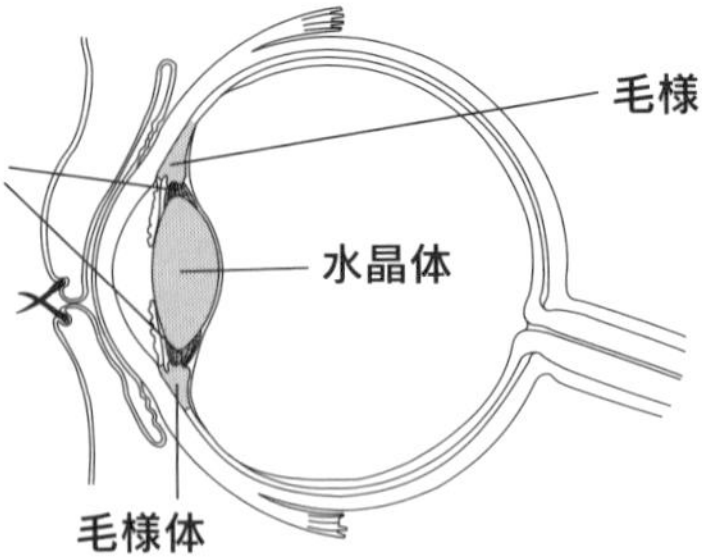

コンピューター画面の輝度は絶えず変化し、細かい調節や縮瞳を繰り返しています。また、ブラウン管、キーボード、書類の三者の間を交互に動かすという頻回な眼球運動も要求されます。

以上のように、眼の中の筋肉や神経をかなり酷使しているわけですが、VDT症候群の中には酷使しすぎて病的な状態になっている場合があるわけです。

例えば「輻輳」は、斜視や両眼視機能が低下している場合には難しく、こういった場合には眼科受診をおすすめします。若い頃は目立たなかったが、最近斜視がひどい、特に近くのものを一生懸命みているときに顕著に表れる、という方は「間歇性斜視《かんけつせいしゃし》」があり、治療が必要な場合があるからです。

また、「調節」は長時間続けることにより、「調節マヒ」、「調節けいれん」、「調節衰弱」を起こす可能性があります。

調節マヒとは、毛様体筋などの筋肉のマヒによって調節が困難になり、近くが見えにくくなることです。

調節けいれんというのは、毛様体のけいれん状態で、逆に遠くが見えにくくなります。

調節衰弱は目の疲労により近点が遠ざかり、疲労がとれればもとに戻るものを言います。

調節けいれんは小さな子どもにも起きやすく、ビデオゲームの長時間の使用には注意が必要だと思われます。

最後に、近見反応で「縮瞳」することを先に述べましたが、近くのピント合わせをやめると、通常はすぐ元の大きさに戻ります。ところがVDT作業で眼精疲労を訴える人では、近方視を繰り返した後、縮瞳の戻りが非常に遅くなっている、もしくは元の大きさに戻らず、眼の痛みなどを訴えるといっています。

日常生活上の工夫を

私自身も、眼の細かい診察、顕微鏡での手術、を繰り返し、眼を酷使していますので、一日が終わるころになると、かなり目の疲労を自覚します。あまり症状がひどければ仕事を変えればいいわけですが、そう簡単にいくものではありませんので、眼の回りを冷やす、マッサージをするなどの工夫を加えています。

自分自身VDT症候群ではないかと悩んでいる方も、まず自分なりに工夫をしてみて下さい。例えば、

・コンピューター背後のブラインドを閉めるなどして背景をやや暗くする
・コンピューター画面の明るさ、キーボード、周囲を照らす明るさのバランスをとる
・コンピューター画面とキーボードの間に書類を置き、視線を縦の動きのみに

する

・家に帰ればリラックスし、眼の疲れをとる

といった具合です。

しかし、病的な状態が隠れている可能性もありますので一度検診を受けられ、一人で悩まないことも大切だと思います。

エイズと眼の障害

エイズの正しい知識

エイズ（ＡＩＤＳ「後天性免疫不全症候群」の頭文字）はＨＩＶ（「ヒト免疫不全ウイルス」の頭文字）というウイルスの感染によって発病します。

体内に入ってきたいろいろな感染源、つまり寄生虫や細菌、ウイルスなどに対して自己防衛する能力を「免疫」といいます。「免疫不全」というのは、それが不全となるわけですから、感染に対して自己防衛ができなくなることを意味します。

そのために、ふだんは体内に住みついていても、免疫の力で抑えられている

細菌やウイルスが、エイズになると病原性を発揮するのです。そのため、いろいろな細菌やウイルスの病気を引き起こしたり、さまざまな悪性腫瘍《あくせいしゅよう》（ガンや肉腫）ができたりします。

エイズは、一九八一年に初めて報告されました。それまで報告されなかったエイズが、どのような原因で起こり、人類を苦しめることになったのでしょうか？

まず、お尻が美しいブルーをしているアフリカミドリ猿から、「サル免疫不全ウイルス」が見つかりました。その後、チンパンジーをはじめ、西アフリカに生息する三種類の猿からも、それぞれちがった「サル免疫不全ウイルス」が発見されました。

その中でも、「スティマンガベイ」という猿が持っている「サル免疫不全ウイルス」が、「ヒト免疫不全ウイルス」の起源ではないかと疑われています。

さて、この病気がどのようにして、われわれの体を蝕んでいくのでしょうか。

ウイルスは、寄生虫や細菌などと違って、自己増殖（自分の力だけで増えること）はできません。ウイルスが増殖するときは、まず、細胞のなかに入ります。そして、その細胞の増殖する能力を借りて、ウイルス自身も増えていくのです。

ついには、細胞に入ったウイルスは、その細胞を破壊し、当のウイルスは、他の元気な細胞へと再び入っていき、ネズミ算式に増えていくというわけです。

このようにして病気は起こり、進行していくわけです。

【CD4陽性Tリンパ球】
CD4という特殊なタンパク質を細胞表面に持つリンパ球。リンパ球とは、白血球の一種

【マクロファージ】
大食細胞。いろいろな異物を自分のからだのなかに呑み込み、食べてしまう細胞。免疫機構の一種

エイズの原因ウイルスであるHIVは、「レトロ・ウイルス」という種類のウイルスです。HIVは、表面に特殊なタンパク質を持っています。この特殊なタンパク質が、自己防衛力の主役を担っている細胞にだけ、くっつくことができるのです。くっつかれる自己防衛力の主役の細胞の名称が「CD4陽性Tリンパ球《きゅう》」です。聞き馴れない言葉ですが、このリンパ球は、免疫機構（感染に対する自己防衛力）の主役をつとめる、免疫の中枢細胞《ちゅうすうさいぼう》です。

ウイルスがこの細胞の表面にくっついた後は、前に述べたようなウイルスの増えかたをします。細胞にくっつき、細胞の中に入り、細胞の増える能力を借りてウイルスも増え、最後は細胞を破壊して、増えたウイルスは他の元気な免疫の主役にまたくっつくわけです。

こうして、感染と戦う「主役」である「CD4陽性Tリンパ球」がどんどん壊され、免疫不全が生じると考えられます。細かいことについては、まだ解明されていないことが多いのですが、大筋の流れは、こんなところです。

前述の「CD4陽性細胞」以外に、「マクロファージ」もHIVの感染を受けるといわれています。エイズに脳をおかされた人の脳組織をしらべると、HIV感染マクロファージがよく見つかるからです。しかし詳細は現在、世界中のエイズ学者が研究中です。

細胞とウイルスの話が続きましたが、ここで実際のエイズの症状を紹介します。予想される症状は「免疫不全」「リンパ節の腫《は》れ」です。「エイズ脳症《のうしょう》」は、

エイズウイルスが脳にまで広がったとき現れます。また、腸の内腔の側の細胞にウイルスが広がると、下痢の原因となります。

これらの症状が、エイズの症状の基礎になることをご記憶ください。

エイズの症状

エイズの特徴は、感染から発病までが長いことで、普通七～八年といわれています。感染するとまず初めに、六〇～七〇パーセントの人に、発熱と発疹を伴った風邪のような症状が見られます。

その後、ほとんどの人が無症状ですが、一部にリンパ節が腫れたり、下痢などの症状が見られることもあります。長い無症状期を経た後、いよいよエイズが発病します。

一般にエイズの発症は、次の二項目で診断が確定されます。

◆「カリニ肺炎」や「サイトメガロ肺炎」などの日和見感染症

「カリニ肺炎」は、「カリニ原虫」による肺炎、後者は「サイトメガロ・ウイルス」による肺炎です。

カリニ原虫は、気道から感染しますが、ふだん私たちの気道に、何も悪いことをしないでいる場合もあります。

サイトメガロ・ウイルスは、ふつう人の体内に、何もしないで住みついている場合が多いといわれます。体に入って何もしないのは、ふつうの体は、これらの原虫やウイルスに対して、十分な抵抗力つまり「免疫機能」をもっているからです。

しかしエイズでは、免疫不全のために肺炎が起こるのです。

◆「カポジ肉腫《にくしゅ》」や「リンパ腫《しゅ》」などの悪性腫瘍《あくせいしゅよう》

「カポジ肉腫」は、男性同性愛者に多く見られ、ある報告によると解剖したエイズ患者の四〇パーセントに見られたといいます。体のどんな部位にもでき、初めは直径一センチ以下の偏平な、「淡紅色《うすべにいろ》」ないし「淡紫色《うすむらさきいろ》」の楕円形斑です。だんだん「赤褐色調《せきかっしょくちょう》」が強くなり、隆起してコブ状になり、同時に数も増えてきます。

また、昔からあったカポジ肉腫と違う点は、比較的早い時期に、リンパ節、口腔内、消化管などにも同じ変化がしばしば起きることです。

解剖してみると、肺、肝臓、脾臓《ひぞう》、膵臓《すいぞう》、骨髄《こつずい》、その他中枢神経を除くほとんどすべての臓器が、カポジ肉腫に侵されています。

ある報告によると、カポジ肉腫発症二年後の生存率は、五〇パーセントだということです。

また、男性同性愛者以外の感染者では、「エプスタインバー」というウイルスが原因と思われる「リンパ腫」が多発するといわれています。

カポジ肉腫のような悪性腫瘍が免疫不全の状態で多く起こる理由については、まだ意見が一致していません。

◆脳の日和見感染

この二大症状に加えて、「精神神経障害」が多く見られ、注目されています。これはまず、HIV直接感染のターゲットとなる細胞に「神経系細胞」があるからです。

さらに、マクロファージが移動することで、HIVの脳への「輸送感染」が多く見られることが加わっているといわれています。

これらは「HIVの脳実質感染による亜急性脳炎《あきゅうせいのうえん》」または「エイズ痴呆症候群」と呼ばれます。このような脳では、大脳皮質がかなり萎縮しています。

一方、体の抵抗力がないための、細菌、真菌、原虫などの感染による神経症状があります。

この後者の感染のほうからお話しましょう。このような感染は、しばしば同じ患者に、二種以上の病原体がいることが特徴的です。

ニューヨークのモンテフィオーレ病院の、神経病理学部門のチーフである平野朝雄教授の、一九九二年の特別講演でうかがった話です。

一九七八年のこと、その病院の検査技師の若い女性が突然「てんかん」（ひきつけ）を起こしてたおれ、入院して調べているうちに亡くなりました。

その脳を解剖して顕微鏡でのぞいてみると、「トキソプラスマ原虫」「クリプトコッカス（真菌）」「サイトメガロウイルス」の三種類が多数いて、それまで見たことのない脳の標本に驚かれたということです。

その女性の夫は、バイセクシュアルだったことがあとでわかったそうですが、エイズが発表されたのが一九八一年ですから、当時まだ病名はつけられませんでした。しかし、教授のエイズ解剖の第一例目が、病院内の身近な人だったのは運命とはいえ胸が痛みます。

話が前後しましたが、ＨＩＶそのものによる脳障害についてお話しましょう。

ＨＩＶそのものの中枢神経感染のなかで、もっとも多く見られ、注目されているものが「亜急性脳炎」と呼ばれている進行性の痴呆を主症状とするもので、最近では「エイズ痴呆症候群」とも呼ばれています。その頻度は、神経症状が現れたものの中では、だいたい一九～三六パーセントといわれています。

まず、精神的不活発からはじまって錯乱に至り、進行性痴呆を生じ、けいれん、脳のいろいろな場所に特有な神経症状を呈します。意識障害が進行し、数週から数カ月で廃人のようになって死亡します。

大切と思われることは、初めの徴候で、健忘、集中力低下、錯乱、バランス障害、下肢脱力、書字障害、無関心、けいれん発作などです。

このような「エイズ痴呆症候群」がＨＩＶ感染の初期に、そして、この症状だけが単独に現れる可能性のあることは、知っておくべきでしょう。とくに、それまで異常のなかった若い人に痴呆が現れたら、エイズを疑う必要があることは、世間では意外に知られていません。

発病したエイズに関して、カリニ肺炎、カポジ肉腫、脳の感染、エイズ痴呆症候群とお話してきましたが、エイズは眼にもいろいろな症状をあらわします。

エイズによる眼の異常

まず「エイズ網膜症」。網膜に出血があらわれ（眼底出血）、「綿花様白斑《めんかようはくはん》」といってフワフワした白斑が出てきます。「蛍光眼底造影《けいこうがんていぞうえい》」を行うと、小さい血管の瘤、血管の拡張、血流が途絶えた部分が見られます。

次に「眼の日和見感染」。最も多く見られるのは、「サイトメガロ・ウイルス性網膜炎」です。「眼部帯状《がんぶたいじょう》ヘルペス」は若い人に多く発症します。そのほか「帯状ヘルペスウイルス性網膜炎」、クリプトコッカスやヒストプラスマやカン

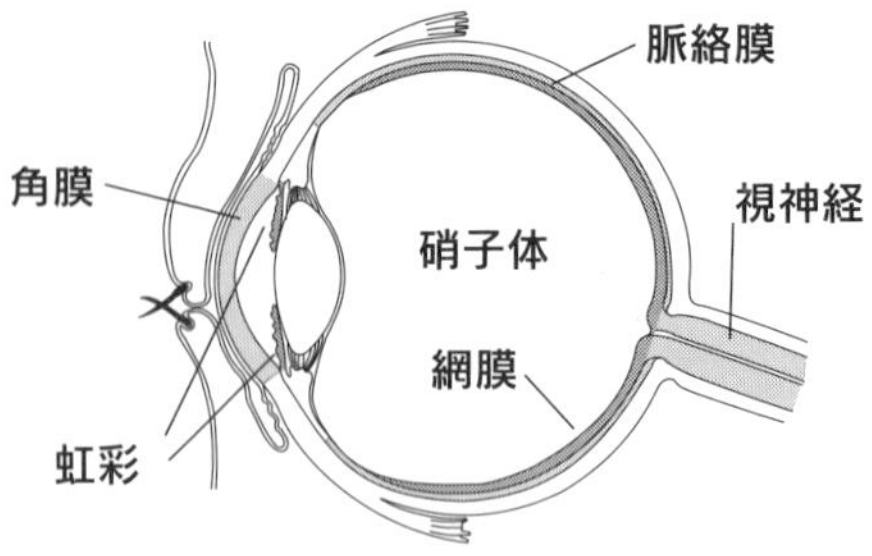

ジダなどの「真菌《しんきん》（カビ）による真菌性網《しんきんせいもう》・脈絡膜炎《みゃくらくまくえん》」「トキソプラスマ（原虫）性網膜炎」「細菌感染《さいきんかんせん》による角膜潰瘍《かくまくかいよう》」などです。
また、悪性腫瘍として、まぶたや結膜にも「カポジ肉腫」が生じます。
神経に関わるものとしては、「視神経炎」「うっ血乳頭」や、さきほどの脳の変化に伴って起こる「眼球運動障害《がんきゅううんどうしょうがい》」などがあります。
その他、原因がはっきりつかめない眼の炎症として「虹彩炎《こうさいえん》」「硝子体炎《しょうしたいえん》」「網膜血管炎《もうまくけっかんえん》」などがあります。

日常生活とエイズ

◆無視できる危険性

アメリカの学者は、日常生活のなかでエイズに感染することは、理屈の上では否定できないけれども、「無視できる危険性」であるといっています。この考え方のなかには、危険性と、社会不安およびその結果の差別とを秤にかけた、相対的な判断が込められているのです。

ところが日本では、この「無視できる危険性」という考え方が示されていいません。この「無視できる危険性」ということに関して、お話ししたいと思います。

これまでの世界中の報告のなかで、日常生活の中で、ＨＩＶに感染したという報告はありません。これは信頼してよいと思います。したがって、日常生活では何も心配することはないし、予防のための特別の手段を講ずる必要はないといえます。

ＨＩＶの感染力はかなり弱いものです。ＨＩＶとその感染経路、様式が似ている「Ｂ型肝炎ウイルス」と比べてみても、十分の一から百分の一といわれています。ウイルスの量と感染力の弱さから、通常のキスでは感染しません。

ＨＩＶは「空気（飛沫）感染」や「接触感染」はしません。しかし、自分の皮膚に外傷や湿疹などがあって、ウイルスまたはＨＩＶ感染細胞が、直接体内に侵入しやすい状態のときは注意が必要です。

◆日常生活上での注意

日常生活上の常識として、小さなキズでもしっかりしたバンソウコウなどを貼り、毎日取り替えるくらいの面倒は、これからは必要になってきます。

ですから、さっきのキスの問題も、食事中にうっかりほっぺたの粘膜を噛んでしまってキズができているような場合とか、口内炎があるようなときは、避けたほうが無難にきまっています。

ＨＩＶは感染者の血液中に、最も濃厚に存在します。次いで精液、唾液の順になります。

最近まで、皮膚に皮下組織が見えるほどの傷が無ければ、感染者の血液で汚染されても、皮膚を通した感染は起こらないと考えられていたのです。が、あかぎれや皮膚炎があっても感染が起こることがわかってきました。

ある看護婦さんが、ＨＩＶ感染者の静脈から採血していたところ、採血管の栓《せん》がはずれて血液が顔に飛び散り、一部が口のなかに入りました。彼女は手袋をしており、メガネをかけていたので、手や眼にははねていません。顔には、ニキビがありましたが傷はありませんでした。顔はすぐに洗っています。

九カ月後、彼女のＨＩＶ抗体は陽性になっていました。この例はＨＩＶ感染者の血液が口の中の粘膜につくと、粘膜には傷や炎症がなくても、ＨＩＶは侵入することを示しています。

これは医療関係者の事故ですが、皆さんの日常生活でも、他人の血液との接触を断つことは大切です。もし、他人の血液が自分の体か衣服などについた場合は、できるだけ速やかに洗い流さねばなりません。石鹸を使い、流水でです。

また、血液のつきやすい日用品（カミソリ、歯ブラシ、タオルなど）は各人の専用とし、共用をしないことです。この意味では、カミソリを消毒しない床屋さんでヒゲを剃ってもらうのは問題があります。さきほどは「無視できる危険性」

のなかに入れましたが、厳密にいうとやはり問題なのです。

他人の血液と接触しないよう、また、もし接触したらすぐ洗い流すことさえ心がければ、日常生活のなかでＨＩＶが感染する心配はないのです。

性生活を日常生活の中に入れると、話がまた違ってきますので、ここでは性生活は日常生活の中にいれないで話を続けます。

◆日常生活以外の感染経路

日常生活以外でＨＩＶが感染する経路は、基本的には三つしかありません。第一は「輸血や血液製剤」によるもの、第二に「性交」、第三に「母子感染」です。このうち第一の感染は、昨今、マスコミで大きく取り扱われています。マスコミで扱われている話は、一九八〇年代の話を今裁判しているというものので、現在は抗体検査が広く行われるようになったために、ほとんどなくなりました。残るのは第二と第三です。

性的接触による感染は、その防止が困難なために最も問題となるものでしょう。その他、麻薬、覚醒剤常習者では注射針の回し射ちが、感染の原因となっていることは皆さんもよくご存じのことと思います。

性交については、男性も女性もＨＩＶ感染の可能性があり、次にお話しするような予防を心がける必要があります。

第一は当然のことながら、性交渉相手の数を減らすことです。ひと昔前は、交渉のあった相手の数を男の勲章にした時代もありましたが、現代ではとんでもないことです。これは女性についても同じです。

相手の数を減らしたとしても、その相手が危険性の高いグループに属していると、感染の危険は高くなります。

危険性の高いグループには、エイズ患者はもちろん、エイズの疑わしい者、男性同性愛者、バイセクシュアル、静脈注射による薬物濫用者、エイズ多発国の住民（男女とも。特に売春常習者）、以上の者と性的接触のあるもの、などが含まれます。

性交中のコンドームの使用により、相手の体液に直接触れないようにすることは、感染防止に有効です。しかし、性交渉中のコンドームの破損、脱落、などもあり得るので、この点は注意が肝要です。

エイズ患者は、一九九五年十二月現在、世界で一二九万人に達し、驚くべきはその増加率で、今世紀末までに、ＨＩＶ感染者は三千から四千万人にも達すると推定されています。

わが国でも、ＨＩＶ感染者は増加の一途をたどっており、一九九五年末までに、患者数は一、一五四人、感染者は二、五四三人となっており、アメリカなどに比べると多くはありませんが、これはあくまでも表面的な数字で、実際はその十倍の感染者がいると言われています。

特に最近は性感染症としての若年者の患者が増加しており、今後の爆発的増加が懸念されています。日本の都市が、ニューヨークのようになる日が来ないと、誰が保証できるでしょうか。

あとがき

私達が勤める、三井記念病院は病床数約五百床の総合病院です。電気街で有名な「秋葉原駅」から至近の距離に位置し、山手線、総武線、京浜東北線と交通の便が良いため、毎日たくさんの患者さんが訪れます。

眼科のスタッフは、主に東京大学の眼科医局から派遣され、三井系企業体の主幹病院ということもあって特に優秀な人材が集まっています。

眼科のあらゆる疾患に対応できるように、専門分野を持った赤星隆幸部長以下七名の医師が診療を担当しています。ここで、現在の三井記念病院眼科のスタッフを紹介しておきましょう。

山上悠一元眼科部長は、現在非常勤として週に一日、神経眼科外来を担当していいます（平成八年十二月死去）。神経眼科では、眼球運動の異常により物が二重にだぶって見える複視や視野の異常、交通事故の後遺症による眼精疲労など、眼の神経生理機能の異常によって生ずる疾患を治療対象としています。神経眼科は眼球だけの問題ではなく、頭の中の中枢神経系までが診療対象となる極めて専門色が強い領域です。

国富由紀子医局長は、白内障の手術の他、眼瞼下垂や二重瞼の手術など、眼の成形外科的手術を担当しています。

東大では、角膜グループに属して、屈折矯正手術に使うエキシマレーザーの専門外来を担当しています。ドライアイやコンタクトレンズなどに関し、若い女性の眼の問題の良き相談役でもあります。

北岡千晶医師は、当院赴任前は長く東京女子医大の糖尿病センターで、糖尿病眼科の診療に携わってきました。妊産婦の糖尿病性網膜症に関する研究で、医学博士号を取得し、糖尿病性網膜症のレーザー光凝固治療に関しては屈指の名医です。三井記念病院では、糖尿病に限らず、ぶどう膜炎や網膜疾患全般の診療を担当しています。患者さんの訴えに丁寧に耳を傾ける診療姿勢から、多くの患者さんに慕われています。

北澤万里子医師は、緑内障の専門家です。緑内障の世界的権威である岐阜大学の北澤克明眼科教授のお嬢さんで、東大分院の緑内障専門外来と同時に、三井記念病院でも緑内障外来を担当しています。緑内障は長年にわたり除々に視野が欠けていく恐ろしい病気ですが、視神経乳頭の僅かな陥凹や網膜表面の神経線維走行の些細な変化から、緑内障をごく初期のうちに見つけ出し、早期治療に導く素晴らしい才能を持った緑内障の専門医です。

加賀谷文絵医師は手術も外来診療も何でもこなすオールマイティーな眼科医です。東大では、角膜グループに属しており、実験動物のマウスを使って角膜移植の研究に携わっています。マウスの眼球は、せいぜい直径三〜四ミリしかありません。こんなに小さな眼球の角膜を小さく打ち抜いては、また別のマウスの眼球に糸で縫いつける移植手術を行うのですから、どんなにか手先が器用か想像がつくでしょう。人間の眼の手術でも、女性ながらの丁寧な手術が自慢です。

丸尾京子医師は、つい最近三井記念病院に赴任しました。お父様は、斜視、弱視の分野で世界的に有名な帝京大学の丸尾敏夫眼科教授です。今まで三井には、子供の斜視や弱視の治療を専門に行う小児眼科の専門医はいませんでしたが、丸尾先生が来られてからは、この分野の診療も一層充実したものになるものと期待しています。眼科外来にはお年寄りの患者さんが多いのですが、そのうち子供たちが仲間入りすることになるでしょう。

赤星隆幸眼科部長は、白内障手術を専門とし、その他網膜剥離、硝子体手術、緑内障手術など、眼科手術全般を担当しています。特に白内障手術では、新たな術式や手術器械の開発に取り組んでいます。眼科手術に対する信念が、今日の三井記念病院眼科の診療体制を支えています。

以上が三井記念病院の眼科スタッフです。若い女医さんが圧倒的に多いのに驚かれたかも知れません。これは部長の趣味ではありません。眼科は診療にしろ手術にしろ、非常に細かい観察力と手先の器用さが要求される診療科ですから、若くて心やさしい女医さんがうってつけなのです。

さて三井記念病院では現在、白内障手術を主体とした手術治療に最も力を入れています。白内障手術は週に約六〇件、年間約三〇〇〇件のペースで行っています。日帰りの外来手術も東京ではいち早く取り入れ、すでに五年以上の実績があります。現在では四割以上の患者さんが、日帰りで手術を受けておられます。三井記念病院が単科の眼科と最も異なる点は、循環器内科や麻酔科をはじめとする優秀な診療科がバックに付いているということです。

白内障などで眼科手術を受けられる患者さんは高齢の方が多いため、必然的に全身的な合併症を持っていることがあります。三井では手術中あるいは入院中に、心臓の具合が悪くなった場合など、たちどころに内科の専門医が集まって治療に当たってくれます。この点は、眼科医としては大変心強いことで、患者さんにとっても安心この上ないことです。

もうひとつ三井記念病院の眼科が誇れるのは、優秀な人材のみならずその設備です。特に手術設備は、予算にいとめなく一〇〇〇万円を越える最新式のドイツ製手術顕微鏡や、一台二〇〇〇万円を越えるアメリカ製超音波白内障手術装置を眼科専用の中央手術室に各二台、外来手術室に各一台設置しています。手術に使うメスも、すべて極めて高価なダイヤモンドメスとし、白内障手術の際に移植する眼内レンズは、価格は高いのですが、アクリル製の最も新しいタイプのレンズを惜しげもなく使っています。一件の白内障手術にこれだけのお金をかけている病院は、そうそうないと思います。手術に対する保険診療での支払額は決まっていますから、患者さんは何ら特別な負担なしに最良の手術を受けることができます。

こうしたこだわりは、手術において最高の結果を得ることを眼科診療の信念としているからに他なりません。三井記念病院は社会福祉法人の病院ですから、コスト削減ではなく、まず医療の質を最優先に考えています。

手術を担当する私達にとっては、日常茶飯事的な手術であっても、手術を受ける患者さんにとっては一生に一度の重大事です。患者さんの今後の生活がかかっている視力を担う大切な手術であればこそ、すべてにおいて最高のものを求めるのは当然のことです。

求めるものは、設備や材料だけではありません。私達は常に最高の「技」を求めて努力しています。

三井記念病院における白内障の手術時間は通常五分から六分程度です。早いだけが取り柄ではありませんが、こと眼の手術に関しては、早く終わればそれだけ眼に対する侵襲が少なく、より良い手術結果が得られます。十五分も五分も大して変わりないと思われるかも知れませんが、私達は、五年の歳月をかけて十五分を五分にしました。手術操作のあらゆる無駄を省き、術式を工夫し、また新たな手術器具を開発して、現在の手術成績を獲得したのです。

私達が三井で開発した新しい白内障手術の術式は、世界的な規模の国際学会であるアメリカ白内障屈折矯正手術学会で、一九九四年と九六年に新しい手術術式の部門で最優秀賞を受賞しました。

私達三井記念病院眼科のスタッフは、常に最高水準の眼科医療を患者さんに提供できるよう、不断の努力を重ねています。ひとりでも多くの患者さんが、より良い視力を獲得して、健康で充実した生活を送られることが私達の願いであり、その願いを実現するために努力することこそ私達の使命と考えています。

平成八年十月十日

三井記念病院眼科部長　赤星隆幸

執筆者
赤星隆幸
山上悠一
国富由紀子
北岡千晶
北澤万里子
加賀谷文絵
丸尾京子

新装版《しんそうばん》 こんな眼《め》にあったら

初版第一刷発行　1997年1月31日
初版第二刷発行　1999年4月20日
新装版第一刷発行　2005年11月30日

監修者　赤星隆幸
編　者　三井記念病院・眼科部
発行者　佐々木久夫
発行所　(株)人間と歴史社
〒101-0062　東京都千代田区神田駿河台3-7
電話　03-5282-7181(代)／FAX　03-5282-7180
http://www.ningen-rekishi.co.jp
装　幀　妹尾浩也
印　刷　株式会社シナノ

ISBN4-89007-159-8 Printed in Japan
落丁、乱丁本はお取替えします。定価はカバーに表示してあります。